Kerstin von der Linden

Menopausen Queen

AF901848

Kerstin von der Linden

MENOPAUSEN QUEEN

Schwitzen – Eskalieren – Krone richten
Dein Überlebensguide durch die Wechseljahre

KOMPLETTMEDIA

Druckprodukt mit finanziellem
Klimabeitrag
ClimatePartner.com/23517-2506-1001

FSC
www.fsc.org
MIX
Papier | Fördert gute Waldnutzung
FSC® C100431

Originalausgabe
1. Auflage 2025
Verlag Komplett-Media GmbH
Corneliusstraße 28
80469 München
+49 (89) 69989435-0
info@komplett-media.com
www.komplett-media.com
ISBN: 978-3-8312-0641-4
Auch als E-Book erhältlich

Lektorat: Silke Panten, Berlin
Korrektorat: Elisa Garrett, Mitwitz
Umschlaggestaltung: FAVORITBUERO, München
Layout & Satz: Daniel Förster, Belgern
Druck & Bindung: MultiPrint Ltd.,10A Slavyanska str., 2230 Kostinbrod, Bulgaria
Gedruckt in der EU

Dieses Werk sowie alle darin enthaltenen Beitrage und Abbildungen sind urheberrechtlich geschützt. Jede Verwertung, die nicht ausdrücklich vom Urheberrecht zugelassen ist, bedarf der vorherigen schriftlichen Zustimmung des Verlags. Das gilt insbesondere für Vervielfältigungen, Bearbeitungen, Übersetzungen, Mikroverfilmungen, die Speicherung und Verarbeitung in elektronischen Systemen sowie für das Recht der öffentlichen Zugänglichmachung.

INHALT

Für Dagmar, Emilia, Ilona, Astrid, Britta, Lisa, Aggi, Anna, Edith, Frauke, Petra, Birgit, Susanne, Bettina, Angie, Verena, Eva, Silke, Inga, Liz, Anne, Linda, Anuschka, Kathrin, Andrea, Sabine, Diana, Esther, Saskia, Ute, Isabella, Martina und alle anderen, die viel aushalten und wenig darüber sprechen.

Ihr seid nicht allein!

Für Marc, Jona, Paul, Jens, Rüdiger, Max, Lutz, Roland, Kai, Jürgen, Claus, Jupp, Theo, Stefan, Martin, Bastian, Heiko, Nico, Michael, Andreas, Carsten, Robin, Berni, Jörg, Timo, Simon, Matthias, Jaro, Rene und alle anderen, die vermeintlich nicht so viel mit den Wechseljahren einer Frau zu tun haben.

Good luck!

Dieses Buch enthält satirische Züge
zum Thema Wechseljahre.

Es kann zur kurzzeitigen Linderung von Beschwerden wie
Stimmungstiefs, Selbstzweifeln oder Schlaflosigkeit kommen.

Wir empfehlen beim Lesen die Nutzung
zusätzlicher Schutzmaßnahmen, vor allem
bei einem schwachen Beckenboden.

Der Klimawandel ist menschengemacht. Das kann
jede Frau in den Wechseljahren bestätigen.

#SchwesternimGeiste

MOMENT MAL

Ladies, unsere Tage sind gezählt. Ich weiß, dieses Intro kann abschreckend wirken, zu negativ, zu endgültig. Aber blicken wir der Natur ins Auge: Unsere Tage sind gezählt – und das ist auch gut so!

Denn egal, wo wir gerade altersmäßig stehen: Die Wechseljahre kommen auf uns zu. Früher oder später. Wir alle erwarten sie natürlich selbstverständlich *später*. Unser Körper hat oftmals jedoch ganz andere Pläne als unser Kopf.

Umso besser, dass du dich entschieden hast, dieses Buch zu lesen, denn du hast damit in diesem Moment einen ganz entscheidenden Vorteil: Du bekommst Wissen an die Hand, das alltagstauglich ist und dich nicht im Tal der Ahnungslosen lässt. Schonungslos, aber mit genau der Prise, die wir für einen unerhört langen Zeitraum mehr als gebrauchen können: Humor. Ohne Galgen.

Unsere Tage sind gezählt

Insofern herzlichen Glückwunsch! Du hältst das richtige Buch in den Händen, wenn du keine weitere Zusammenfassung von möglichen Hormonbehandlungen brauchst, bei der du dich am Ende fühlst wie ein argentinischer Jungbulle. Ich bin weder Medizinerin noch Pharma-Referentin oder Endokrinologin. Du musst das jetzt nicht nachschlagen. Das sind die Menschen, die sich mit der Wissenschaft der Hormone befassen und dafür studiert haben. Ob die Medizin wirklich ein hormonelles Allheilmittel für uns bereithält, das wird auch Thema der nächsten Kapitel sein. Spoiler-Alert: Sie tut es nicht.

Ich bin Frau, Zwillingsmutter, um die 50 Jahre und gemütserhitzt. Anders ausgedrückt: Ich bin eine von uns. Eine von fast 30 Millionen Frauen in Deutschland, die irgendwo drin sind in ihren Wechseljahren.[1] Wenn ich wollte, könnte ich kraft meiner Hitzewallungen aus dem Stand innerhalb weniger Minuten ein Einfamilienhaus beheizen. Habecks Wärmepumpen sind ein Dreck gegen meine Fähigkeiten, von null auf gefühlt behagliche 42 Grad Celsius zu kommen – und ich bin damit nicht allein. Fast 30 Millionen Frauen Ü30. Das sind verdammt viele weibliche Heizkraftwerke, die ihre Stimme erheben können, wenn es um Frauengesundheit geht: bei Medikamenten, die oft nur an männlichen Probanden getestet werden, bei einer Medizin, die noch immer auf einen männlichen Körper ausgerichtet ist, und bei medizinischen Geräten, die frauenspezifische Symptome glatt übersehen – weil sie nie dafür gebaut wurden.

Ich bin wie du eine *Menopausenqueen*, die sich mit ausbaufähigem Wissen und konspirativem Austausch mit Freundinnen ihren Weg durch das Menopausen-Königinnenreich bahnt. Und wo wir hier gerade so hübsch vertraut sind: Prämenopause, Perimenopause, Menopause, Postmenopause – scheiß was drauf! Mit Fachbegriffen kommen wir nicht weiter, wenn die Stirn tropft und die Wampe den Blick auf die Pumps versperrt. Ja, Ladies, die Wechseljahre sind nichts für Pussys. Sie erfordern Selbstbewusstsein, solides Basiswissen und einen Geduldsfaden, der im Idealfall länger als eine Zündschnur ist. Ich sage: Wären Wechseljahre einfach, könnten es auch Männer. Die Zeit kann frustrierend sein. Unfair. Verletzend. Aber dennoch auch ein ganz kleines bisschen schreiend komisch.

Nehmen wir Schweißausbrüche, die grundsätzlich am falschen Ort, zur falschen Zeit und meist definitiv in einer falschen Dosis erfolgen. Dabei sollen sie uns wahrscheinlich nur daran erinnern, regelmäßig Pausen von nervigen Kollegen, schlechten Dates oder Stress mit dem Nachwuchs einzulegen. Treten die Hitzewallungen nachts auf, sind wahlweise Badewanne oder Gefrierfach der temporär angemessene Ort. Tagsüber sollten wir hingegen auf deutlich weniger spektakuläre Aktionen zurückgreifen. Wir können kaltes Wasser über unsere Handgelenke laufen lassen oder eine kalte Flasche, eine Autotür oder Besteck kurz an die Arminnenseite drücken. Bei Temperaturen unter 10 Grad Celsius kann zudem ein kurzer Gang ins Freie lebensverändernd sein. Ja, ohne Jacke. Wirkt Wunder.

Was uns draußen dann keiner ansieht, weil wir vermutlich allein dastehen: dass wir drinnen längst beschlossen haben, die ausgebeulte, aber heiß geliebte Lieblingsjeans erst mal im Schrank zu lassen. Weite Kleidung wird zur besten Freundin; sie versteckt zuverlässig nicht nur unlackierte Zehennägel, sondern auch jene kleinen körperlichen Umbrüche, die plötzlich über unsere Taille hinauswachsen. Denn ja, in den Wechseljahren verändert sich auch unsere Silhouette. Genauso wie unsere Hirnleistung übrigens. Vergesslichkeit ist keine Krankheit, sondern ein normales Feature unserer Hormonumstellung. Memopause sozusagen.

Nicht, dass es darauf ankäme. Aber mit ein wenig gesundem Pragmatismus und Ironie kommen wir deutlich besser durch eine Zeit, die so viel Veränderung mit sich bringt. Es ist ganz interessant zu sehen, dass auch unsere Wechseljahre zyklisch verlaufen. Da scheint die Natur keine Kompromisse zu machen. Einmal weiblicher Zyklus, immer weiblicher Zyklus.

Die Wechseljahre bis zur Menopause, also dem definitiven Ende unserer Blutung, laufen aus meiner Wahrnehmung nach einem ganz ähnlichen Muster ab wie unsere Periode. Sie sind abhängig von unseren Hormonen, unserer Lebensweise wie Ernährung oder Sport und von dem, was unsere Mütter und Großmütter uns in der Gen-Lotterie mitgegeben haben. Die Wechseljahre kommen in Wellen, und ganz ähnlich zu unserem bisherigen Zyklus in vier verschiedenen.

Nice 2 know: Meno-Glossar

Prämenopause ist der Zeitraum weit vor allem, was wie heftige Wechseljahre aussieht. Man könnte auch einfach »fruchtbare Jahre mit ersten Anzeichen« sagen, aber das klingt nicht so hübsch klug. Zu viel Östrogen bestimmt mit Beginn unseres weiblichen Klimawandels die Hormone. Progesteron ist Mangelware. Keine Sorge, was das mit den Hormonen genau auf sich hat, klären wir später noch. Du brauchst dafür auch keinen Medizingrundkurs, versprochen.

Perimenopause sind die Wechseljahre vor dem definitiven Ausbleiben der Blutung. Drei bis zehn Jahre haben wir damit mitunter zu tun. Damit uns nicht langweilig wird, passieren in der Zeit ganz außergewöhnliche körperliche Dinge. Unser Hormonhaushalt ist chaotischer als jede Messie-Wohnung, wir produzieren Haare ohne Ende, nur leider an den falschen Stellen. Unser Geschmackssinn verändert sich genauso wie unsere Persönlichkeit: Alles scheint ein wenig unsortierter zu werden. Und dann ist da auch noch die Sache mit den Gelenkschmerzen, den trockenen Schleimhäuten und den Stimmungsschwankungen. Nichts für Pussys, ich sagte es ja schon. Einen genauen Zeitraum der Perimenopause gibt es nicht. Kaum eine von uns könnte beschwören, wann welche Symptome das erste Mal auftraten.

Menopause ist die Zeit, in der wir feiern sollten, dass sich Slip oder Bekleidung nicht mehr verfärben. Die letzte hormongesteuerte Blutung ist mindestens zwölf Monate her. Ab dann spricht man medizinisch von Menopause. Jetzt kommt es im Körper zur Mangelsituation bei unseren Östrogenen. Nachdem sich vor und in der Perimenopause bereits das körpereigene Progesteron verabschiedet hat, wird nun also auch die Produktion von Östrogen nach und nach runtergefahren. Das ist spätestens der Punkt, an dem wir in unseren Gyn-Praxen ein Dauerabo abschließen sollten, bis die Behandlung klar geregelt ist. Jahre später haben wir sonst nette Features wie Osteoporose oder Gedächtnisstörungen, wenn es ganz schlecht läuft.

Postmenopause ist die Zeit nach der Menopause. Ende der Durchsage.

Ladies: Wir sind viele und im Schweiße vereint. Die eine mehr, die andere weniger. Es ist Quatsch, dass an Einstellung, Hormontherapien oder unserem Sexleben nur etwas geschraubt werden müsse und schon hat frau ihre Menopause vollumfänglich im Griff. Unsere Wechseljahre sind so individuell wie unser Make-up. Es gibt nicht zweimal dieselben Hitzewallungen, dieselben Stimmungsschwankungen, dieselben Fressanfälle. Von hängender, geröteter Gesichtsmuskulatur ganz zu schweigen. Aber das sind ohnehin nur die sichtbaren Veränderungen. Die unsichtbaren gehen schon schleichend los, wenn wir noch nicht einmal im Ansatz an die Menopause denken.

Ich wechseljahre – ohne Vorbereitung

Die Wechseljahre waren bei mir lange kein Thema. Jedenfalls nicht für meinen Kopf. Stimmungsschwankungen haben wir doch alle gelegentlich, die Gelenkschmerzen kommen sicher vom falschen Liegen und der Blähbauch passiert schon einmal, wenn ich etwas ungemein Ungesundes, aber ungemein Leckeres gegessen habe.

Oder?

Ich bin mitten in der Rushhour des Lebens als Vollzeit-Mama von zwei Teenagern, Journalistin, die vor der Kamera steht und Artikel, Kolumnen und Bücher schreibt, Coach und Mentorin, die mit Menschen arbeitet, sowie Frau, die einen kleinen Familien- und großen Freundeskreis hat und bislang immer einigermaßen gesund durchs Leben gestöckelt ist. Das klingt jetzt alles übrigens deutlich aufregender, als es ist, denn ich bin nicht Super-Mutti. Das wüsstest du spätestens, wenn du mich morgens sähst. Letztlich hocke ich in meinem Job oft hinter irgendeinem Schreibtisch, telefoniere und bearbeite die Tastatur in einem ausbaufähigen Vier-Finger-System. Bürojobs gehen auch nicht anders. Abgesehen davon mache ich gerade so viel Sport, dass die Krankenkasse mir ein paar mickerige Bonuspunkte gutschreibt, und ernähre mich konsequent nach Trennkost: Ich trenne leckeres Essen von ungenießbarem. Wechseljahre passen da so gar nicht in mein Bild der lebensbejahenden Fünfzigjährigen. Und doch gab es erste Anzeichen, die ich natürlich ganz erfolgreich ignoriert habe. Weit vor meinem 50. Geburtstag selbstverständlich.

Meine Haut und ich haben seit jeher ein Mischverhältnis, vor allem in Gesicht und Rücken. Mit der Pubertät wurde sie fettig, mit vielen Pickeln, die einfach nur dick, rot und entzündet waren. Wochenlang gingen sie nicht weg. An den Wangen war meine Haut hingegen trockener als Brot, das man aus Versehen über Nacht auf dem Küchenbrett hat liegen lassen. Vor jeder Periode wurde die Akne schlimmer, nach jeder Periode gab es ein paar wenige Tage, an denen sich meine Haut frisch, rosig und entspannt anfühlte. Zumindest im Gesicht. Mein Rücken hingegen konnte es jederzeit locker mit dem Mond aufnehmen: Krater bestimmten die Landschaft.

Wie das in den 1990er-Jahren so üblich war, haute meine damalige Gynäkologin mir noch vor dem 17. Geburtstag die Pille rein. Der Hormoncocktail sollte die Akne bremsen. Mit nur mäßigem Erfolg, denn bis zum Ende meiner Dreißigerjahre waren verstopfte Talgdrüsen immer wieder ein Thema. Aus heutiger Sicht bin ich bei so früher Verabreichung von stark wirkenden Hormonen daher äußerst skeptisch. Wenn du eine Tochter hast, ist das ein wichtiger Punkt. Aber dazu kommen wir noch.

Erstes Anzeichen der Wechseljahre war bei mir offenbar also erneut meine Haut. Die Pille hatte ich nach der Geburt meiner Zwillinge abgesetzt, gefühlt kam dadurch mein Hormonhaushalt zum ersten Mal nach fast 20 Jahren in eine Art Normalzustand. Nicht gleich, aber über einen Zeitraum von etwa zwei Jahren. Mit fast 40 Jahren wurde alles schlagartig besser. Natürlich nur kurzzeitig. Die Pickel verschwanden und ich hatte keine Knötchen mehr an Hals, Kinn oder Stirn. Selbst meinen Rücken musste ich nicht mehr im Schwimmshirt am Strand präsentieren. Ich hab's gefeiert!

Bis sich die nächste Problemzone auftat. Meine Haut wurde sehr trocken und ich spreche hier von wirklich trocken am ganzen Körper. Zwischenzeitlich habe ich überlegt, ob ich mit meiner Wange oder den Unterschenkeln vielleicht den kleinen Schrank im Flur abschleifen könnte, habe den Gedanken aber als zu aufwendig verworfen. Rund um den Mund wurde die Haut rissig, schuppig und ich hatte zuerst mein Make-up in Verdacht. Bei Lidschatten, den ich jahrelang anstandslos vertragen hatte, bekam ich an den Augen Ausschlag oder dicke, wässrige Quaddeln wie nach einem Insektenstich. Bis das abheilte, dauerte es mehrere Tage. Nicht gerade förderlich in meinem beruflichen Alltag vor der Kamera. Ich sortierte viele Produkte aus, cremte wie eine Weltmeisterin und überlegte, ob ich nicht vielleicht doch auf irgendwas im Essen allergisch sein könnte. Auf Hautveränderungen durch die Wechseljahre wäre ich definitiv nie gekommen. Dabei sind sie ein Klassiker, sozusagen das Samsung-Handy unter den Symptomen.

Es ist deshalb besser, wenn wir uns so früh wie möglich mit den unterschiedlichsten Vorboten unserer Wechseljahre vertraut machen. Wir ersparen uns dadurch eine Menge Verzweiflung, Ärger und Falten. Meine damalige Gyn hatte mir zum Beispiel schon mit Mitte 30 erste Anzeichen bescheinigt, die ich selbstverständlich weder wahrhaben noch gutheißen wollte. Im Gegenteil: Ich war angemessen empört.

Heute weiß ich: Ich bin einfach an eine hervorragende Gynäkologin geraten, die schon früh auf eine Follikelabnahme aufmerksam machen wollte. Follikel, das sind diese Eibläschen in unserer Gebärmutter, aus denen sich ein Baby entwickeln kann.

Eine Unverschämtheit übrigens, dass jeder weibliche Säugling bei seiner Geburt über zwei Millionen dieser Follikel in sich trägt, was sinnloser nicht sein könnte. Zwei Millionen Follikel mit Ende 20 – das wäre revolutionär. Im Verlauf unseres Lebens nimmt die Follikelanzahl aber leider kontinuierlich ab. Nicht umsonst ist eine der meist gestellten Google-Anfragen: *Wie viele Eizellen hat eine Frau mit 40?* Eine genaue Antwort kann Dr. Google darauf allerdings nicht geben. Jede Frau ist anders, zum Gesamtbild gehören Vorerkrankungen, Hormontätigkeit und, was die Fruchtbarkeit angeht, auch Ernährung, Rauchen oder Stress. Es gibt aber Tests zur Fruchtbarkeit, mit denen sich vor allem Kinderwunschkliniken eine goldene Nase verdienen. Tests auf das sogenannte Anti-Müller-Hormon AMH sollen zum Beispiel anzeigen, wie viele Follikel eine Frau noch zur Verfügung hat. Die Tests bringen aber nur eins: Geld in die Kassen der Anbieter. Eine Studie hat den Nutzen zur Bestimmung der Follikelanzahl schon vor Jahren widerlegt.[2]

What 2 do: Reden hilft

Mein Rat, falls es dich betrifft: Frag als Erstes deine Gyn und vor allem alle Menschen in deinem direkten Umfeld: Familie, Freundinnen, Nachbarinnen oder Kolleginnen, sofern sie nett sind. Es gibt zu viele Frauen, die sich schon vor dir mit Fertilität, Hormonstatus und Schwangerschaftswunsch beschäftigt haben, und dir wertvolle, praxisnahe Tipps geben können, bevor du und dein Partner oder deine Partnerin verzweifelt und euer Geld zum Fenster rausschmeißt. Nutzt die Schwarmintelligenz. Traut euch.

Aber kurz zurück zu meiner Gynäkologin, die in meinen Dreißigerjahren schon von mir wissen wollte, wie es mir körperlich und mental geht, die Hautveränderungen nicht zwangsweise mit Allergien in Verbindung brachte und die auch nach Muskelbeschwerden fragte oder nach Gelenkschmerzen. Das alles können erste Symptome der Wechseljahre sein. Und ich hatte sie alle. Nur hätte ich sie ohne die Nachfragen und Erklärungen meiner Gyn nie damit in Verbindung gebracht. Denn zu diesem Zeitpunkt ging ich noch fest davon aus, dass Wechseljahre etwas sind, das uns Frauen erst viel, viel später erreicht, nicht aber schon in unseren Dreißigern.

Nice 2 know: Wenn das Gesundheitssystem die Hälfte der Bevölkerung ausbremst

Gynäkologinnen und Gynäkologen sind auch nur Menschen. Mit wenig Zeit und, wenn ich Schilderungen von Freundinnen und Bekannten richtig deute, teilweise überschaubarem Interesse an Frauen in deren beginnenden Wechseljahren. Auf überschaubares Interesse treffen Frauen auch in manchen Hausarztpraxen, bevor sie überhaupt Richtung Gyn geschickt werden. Symptome werden schnell und vielleicht falsch gedeutet. Gespräche bringen in unserem Gesundheitssystem kein Geld, Vorsorgeuntersuchungen auch nur bedingt, also wird oft exakt das Nötigste abgefragt.

Initiativen aus Gynäkologinnen, Autorinnen und anderen, die sich mit den Wechseljahren beschäftigen, wollen Veränderung. 16,89 Euro kann eine Praxis für ein Beratungsgespräch derzeit abrechnen.[3] Einmalig pro Quartal. Egal, wie oft eine Frau in den drei Monaten wiederkommt und berechtigte Sorgen hat. In dieser Preisklasse ist es selbstredend schwierig, das Befinden einer Patientin über zwölf Wochen ausreichend zu erfassen. Wechseljahresbeschwerden haben gar keine Abrechnungsziffer im Krankenkassensystem. Schon enorm, wo über die Hälfte der Menschen in Deutschland weiblich ist und sich davon über 30 Millionen kurz vor, in oder nach der Menopause befinden. Die Initiativen versuchen, eine Veränderung in der Politik zu erreichen und das Thema mehr in den Fokus zu rücken.

Manche Praxen gehen inzwischen dazu über, Wechseljahresgespräche auf Rechnung vorzuschlagen.[4] Ebenso haben sich in den letzten Jahren etliche etabliert, die spezielle Hormontherapien anbieten. Auf eigene Rechnung selbstverständlich. Wechseljahre werden so zur Privatsache, deren Behandlung sich nicht alle leisten können.

Haut, Haare, Po – klingt sportlich und hat mich zu Beginn meiner Wechseljahre ähnlich gefordert wie mein Blähbauch. Nur sagt einem kaum jemand, dass das Symptome sein können. Die Infoschiene muss also ausgebaut werden. In diesem Sinne: Vorhang auf!

Shitty Infotainment

Die meistgestellte Frage zu diesem Buchprojekt lautet: Wann gehen die Wechseljahre eigentlich los? Ladies, wer diese Frage definitiv beantworten kann, den oder die nominiere ich auf der Stelle für den Medizin-Nobelpreis. Ich würde ihn auch selbst verleihen, wenn Schweden da nicht so pingelig wäre.

Erst in den letzten Jahren kommt etwas Bewegung in eine Sache, die weltweit fast 600 Millionen Frauen betrifft. Und wir reden gerade nur über Frauen, die um die 50 Jahre alt sind.[5] Bewegung kommt rein, weil sich endlich immer mehr trauen, über ihre Wechseljahre zu sprechen.

Die Schauspielerin Sharon Stone ist ein Star. Ein Star der US-Filmindustrie, ein Star der Frauengeschichte. Als sie 1992 für *Basic Instinct* vor der Kamera stand, hat sie mit nur einem Beinüberschlag die Welt gereizt. Zu sehen war für eine Nanosekunde das blanke Nichts in ihrem sehr zwischenmenschlichen Bereich.

Sharon Stone hat mit diesem Film Unglaubliches geschafft: Als international unbekannte Schauspielerin hat sie eine Rolle angenommen, die zuvor zwölf (!) andere, weitaus prominentere Kolleginnen aus Angst um ihre Karrieren abgelehnt hatten. Doch sie war überzeugt von der Wirkung ihrer Figur. Und sie bewies ein großartiges Gespür: Frauen wurden danach schlagartig anders gesehen. Attraktive Weiblichkeit hatte auf einmal etwas Unberechenbares, Gefährliches.

In ihrer Menopause hat ihr das alles natürlich null geholfen.[6] Schweißausbrüche, innere Unruhe – Stone hatte keine Ahnung von Wechseljahren oder wusste, was mit ihr los war. So ließ sie sich einigermaßen verzweifelt untersuchen. Leider geriet sie an: Männer. Was folgte, kann frau sich nicht ausdenken: Die Ärzte testeten sie auf Leukämie, vermuteten Multiple Sklerose und hätten wahrscheinlich als letzte Lösung auf einen hartnäckigen Infekt getippt. Das kommt eigentlich immer, wenn man keine Ahnung hat, und ist sicher auch in Hollywood ein beliebter Trick zur Beruhigung der Patientinnen und Patienten. (Der hartnäckige Infekt bei meiner Tochter erwies sich übrigens vor einiger Zeit als Pfeiffersches Drüsenfieber und die Diagnose kam nach vier erfolglosen Hausarztbesuchen – von mir. Aber das ist eine andere Geschichte.)

Bei Sharon Stone gab schließlich eine Labormitarbeiterin, die bei einer der zahlreichen Untersuchungen anwesend war, den entscheidenden Hinweis. Als die Doktoren kurz den Raum verließen, drehte sie sich um und raunte der Schauspielerin zu: »Sie sind in der Menopause!« Zack. Wie es weiterging? Die Herren kamen zurück, machten neue, teilintelligente Therapievorschläge und Stone rief kurze Zeit später erfolgreich ihre Gyn an.

Sharon Stone war dabei etwas über 61 Jahre. Ja, Ladies: Das Sex-Symbol hatte die 60 locker gekratzt, bevor nachts mindestens zwei Frotteeschlüpfer durchgeschwitzt wurden und Brain Fog einsetzte. Letzteres ist wie Watte im Hirn und kann uns für ein paar Monate zuverlässig als Entschuldigung für vergessene Rechnungen oder Geburtstage dienen. Medizinisch hätte man jedenfalls in den 2020er-Jahren durchaus darauf kommen können, dass Wechseljahre und Menopause auch einem Weltstar zu schaffen machen.

Bei Schauspielkollegin Naomi Watts, Jahrgang 1968, gingen die Wechseljahre schon deutlich früher los. Die Frau hatte sich beruflich mit King Kong angelegt, aber bei den ersten Anzeichen mit 36 Jahren fühlte sie sich machtlos. Ohne Anspruch auf Vollständigkeit werfe ich mal noch ein paar weitere prominente Namen in den Menopausenraum: Michelle Obama, Oprah Winfrey, Katja Burkhardt, Kate Winslet, Selma Hayek, Maren Kroymann, Halle Barry, Sylvie Meis, Nina Hagen, die Queen. Ja, die echte. Wobei die sich natürlich nie zu Wechseljahren geäußert hat. Haarausfall und Wassereinlagerungen sind in dem Job kein Thema für ein Staatsbankett, schätze ich mal. Aber alle anderen genannten Frauen haben mehr oder weniger deutlich über ihren Hormonwechsel gesprochen und damit endlich ein wenig Licht in die dunkle Altersecke gebracht, das wir so dringend gebrauchen können.

Losgehen können die Wechseljahre früh. Nur wird darum offenbar ein größeres Geheimnis gemacht als um die Hinterleute des Kennedy-Attentats. Zumindest in den Arztpraxen hätte ich mit mehr Informationen für Frauen gerechnet, aber das passiert nicht oder zu wenig. Meist gehen wir erst mit Beschwerden zur Gynäkologie, wenn richtig was los ist. Anders ausgedrückt: wenn es schon zu spät ist.

Mit diesem Buch möchte ich das ändern. Darum gehen wir ab jetzt Schritt für Schritt, Alter für Alter durch die Zyklen unserer Wechseljahre. Immer mit den Fragen:

- Was kann passieren?
- Warum kann das passieren?
- Wie verliere ich dabei nicht die Contenance?

EINSTIMMUNG

Unsere 30er sind eine Megazeit: Wir sind jung, prall und mittendrin. Die Ersten von uns sind Gründerin, Chefin, Pilotin oder Mama. Okay, das kommt vielleicht nicht so hundertprozentig hin. Aber was ich sagen will: Beruflich stellen wir uns genauso auf wie in Beziehungen. Stabiler, fester.

Wir können gleichzeitig Influencerin sein und an Influenza erkranken, können Präsentationen halten und PMS haben und können mit Kita-Öffnungszeiten jonglieren und unsere Männer betrügen. Nicht, dass das jede von uns macht, aber darum geht es letztlich auch nicht.

Wir sind vielseitig einsetzbar, emotional hochkomplex und körperlich gelegentlich am Anschlag – und trotzdem kriegen wir verdammt viel hin. Nur eins übersehen wir dabei gern: Dass unser Körper längst auf ein neues Kapitel umstellt. Leise, unauffällig, aber ziemlich konsequent.

Thirtysomethings should listen

Wenn wir gesund sind, läuft unser Körper wie ein Uhrwerk. Fitness, Style und Freshness lautet das Motto; unsere Haut ist elastisch, die Lippen voll, und Falten wirft lediglich unser Bettlaken nach dem Aufstehen.

Unsere Gesundheit nehmen wir deshalb zu häufig als gegeben hin. Und damit auch unseren Zyklus. Bis zu diesem Buch habe ich mich zum Beispiel noch nie intensiver als nötig mit den Ups und Downs meiner Hormone beschäftigt. Die Veränderungen meines Körpers nach der Geburt und finalen Absetzung der Pille waren das Einzige, das ich intensiver verfolgt habe. Aber den genauen Ablauf, die Funktion und was ein weiblicher Körper Monat für Monat eigentlich leistet, waren für mich wie Markus Söder auf Instagram: ist vorhanden, interessiert mich aber nicht. Ich wette, das geht vielen Frauen in und um ihre Dreißiger so. Also, das mit dem Zyklus, nicht mit dem Söder.

Ein paar Infos zur Menstruation bekommen wir in der Schule mit. Ich schreibe bewusst nicht, dass wir etwas dazu lernen, denn Sexualkunde steht in den Bundesländern meistens für 12- bis 15-Jährige in Biologie auf dem Lehrplan. Ich mag mich täuschen, aber zwischen TikTok-Challenge, erstem Liebeskummer, Stress mit Schule, Eltern oder der besten Freundin ist das Interesse am weiblichen Periodensystem vermutlich überschaubar.

Kinderwunsch – wenn Timing plötzlich zählt

Erst bei einem Kinderwunsch bekommt unser Zyklus gerade für Frauen ab Anfang 30 eine Bedeutung, dann aber eine grundlegende. Hoffnungen, Wünsche, Enttäuschungen hängen dran. Manchmal passieren kleine Wunder, manchmal passiert – einfach nichts. Während die Periode jahrelang ein je nach Ausprägung meist eher lästiges Beiwerk war, wird sie mit dem Wunsch nach einem Kind zu einer Niederlage. Frauen suchen dann oft den Fehler bei sich, schrecken aber davor zurück, eine ausbleibende Schwangerschaft medizinisch abklären zu lassen.

Dabei können die Gründe für eine ungewollte Kinderlosigkeit Jahre zurückliegen. Einige Kinderkrankheiten haben Spätfolgen, die eine Schwangerschaft schwierig machen können. Mumps kann bei Jungs die Spermien auf Dauer schädigen und sogar für Unfruchtbarkeit sorgen. Auch bei Mädchen und damit später bei uns Frauen hat die Virusinfektion gravierende Folgen: Eizellen können zerstört werden, und auch vorzeitige Wechseljahre werden damit in Verbindung gebracht.[7]

Die monatliche Blutung wird nun zu einer Belastung, die auch psychische Auswirkungen haben kann. Mit jeder Periode rückt das Ziel der eigenen Familie ein Stück weiter weg. Je älter frau wird, umso kleiner wird auch ihr Zeitkorridor. Und während Frauen emotional immer schwerer tragen, überlegen sie zusätzlich, welchen Preis sie bereit sind zu zahlen, um ihr Ziel doch noch zu erreichen. Im wahrsten Sinne, denn mit dem nahenden 40. Geburtstag schwinden die Möglichkeiten, sich bei einem Kinderwunsch

Alexandra:
»Meine Periode kam nie ganz regelmäßig. Außer als wir versucht haben, Kinder zu bekommen. Da kam die Blutung natürlich mit der Präzision einer Atomuhr. Ich habe mich selber dafür gehasst.«

finanzielle Unterstützung von Bund und Land zu holen. Ja, die gibt es. Oder besser gesagt: gab es, zumindest zeitweise und je nach Wohnort. Doch diese Förderungen sind inzwischen stark eingeschränkt worden – und viele Paare mussten sich von der Hoffnung auf einen Zuschuss leise verabschieden. Der Druck auf Frauen ist von vielen Seiten in dieser Phase enorm. Den größten Druck allerdings machen wir uns selbst.

Nice 2 know: Medizinisch-emotionaler Teufelskreis

Obwohl Paare über Monate oder Jahre erfolglos versuchen, Kinder zu bekommen, lässt sich die Mehrheit nicht medizinisch durchchecken.[8] Nur 25 Prozent der Frauen und 20 Prozent der Männer wollen wissen, ob es zum Beispiel organische Ursachen für die Kinderlosigkeit gibt. Heißt: Bis zu 80 Prozent der Betroffenen nehmen den unerfüllten Kinderwunsch als Schicksal hin. Verrückte Begründung: Der Druck wäre noch größer, wenn keine organischen Probleme festgestellt werden. Leute – Teufelskreis!

Verdrängung ist nicht nur bei unerfülltem Kinderwunsch, sondern auch bei den ersten Anzeichen der Wechseljahre ein Problem. Neben dem Faktor Unwissenheit. Deshalb schaffen wir uns jetzt ein paar Infos auf die Gedächtnisplatte, was in unseren weiblichen Körpern weit vor der Menopause so abgeht.

Zyklus und Co. – von Hoch zu Tief und zurück

Unser Zyklus ist erst einmal nichts anderes als ein Zeichen unserer Fruchtbarkeit. Es dreht sich immer um die wiederkehrende Veränderung unserer Gebärmutterschleimhaut plus Heranreifung einer Eizelle. Der Zyklus beginnt mit dem ersten Tag unserer Menstruation. Deshalb wird nach diesem Tag bei Routineuntersuchungen bei der Gyn immer gefragt. Zwei Hormone, Östrogen und Progesteron, sind im Keller. Dieser Mangel sorgt dafür, dass die vorhandene Gebärmutterschleimhaut abgestoßen wird. Diese Schleimhaut hat sich die Natur ausgedacht, damit ein befruchtetes Ei sich darin gut einnisten kann. Es sei denn, es ist kein solches Ei unterwegs. Dann raus mit dem ganzen schleimigen Kram per Periode.

Direkt danach sollen wir aber wieder die Chance auf Vermehrung bekommen. Und so sorgen unsere Hormone für den nächsten Eisprung. Der ist ungefähr an Zyklustag 14. Die Eizelle platzt und das Ei macht sich einigermaßen hoffnungsfroh auf den Weg zur namentlich verwandten Leiter. Sollten dort keine Spermien herumlungern, hat sich das Ei umsonst auf den Weg gemacht.

Nice 2 know: Im Rhythmus des eigenen Körpers

Es gibt keine Durchschnittsfrau. Ein 28-Tage-Zyklus gilt als Mittelwert. Bei den meisten von uns variiert die Zyklusdauer zwischen 25 und 35 Tagen. Entsprechend kann auch der Eisprung früher oder später stattfinden.

Fun Fact: Auch Männer haben einen Zyklus

Ja, du hast richtig gelesen, aber ich wiederhole es gern noch mal: Männer haben auch einen Zyklus. Dieser beschränkt sich original auf ein Hormon, wiederholt sich täglich und beginnt morgens mit einem ordentlichen Überschuss Testosteron. Das ist das beherrschende Sexualhormon der XY-Chromosom-Inhaber und es nimmt tagsüber kontinuierlich ab. Männer, die in der Frühe besonders lebensbejahend strammstehen, können also nichts dafür: Die Natur möchte keine Zeit verlieren.

Die Natur hat es außerdem so angelegt, dass Männer bis ins hohe Alter zeugungsfähig sein können. Peter Maffay, Clint Eastwood, Robert de Niro – sie alle gingen schon stramm auf die 70 zu, als sich Nachwuchs ankündigte. Formel-1-Pate Bernie Ecclestone schaffte das mit erstaunlichen 89 Jahren. Ich gebe zu: Da wäre ich bei den ersten Elternabenden in Kita oder Schule schon gerne Beobachterin, wenn sich Oscar-Preisträger oder Rennsport-Milliardäre auf Kinderstühlchen zusammenfalten, falls sie denn daran teilnehmen. Besser als jeder Kinofilm.

Die leere Hülle der Eizelle, die sogenannte Follikelhülle, macht allerdings etwas ganz Erstaunliches: Sie wird zum Gelbkörper, dem *Corpus luteum*. Dieser Zellhaufen ist wie ein eigenes, selbst gemachtes Organ und hat eine überschaubare Lebensdauer. Der

Gelbkörper gibt aber in seiner kurzen Zeit ein wichtiges Hormon ab, das wir für den erfolgreichen Beginn einer Schwangerschaft brauchen: Progesteron. Wenn sich kein befruchtetes Ei in der Gebärmutter einfindet, sinkt der Hormonspiegel wieder, der Gelbkörper stirbt ab und die ganze Sache beginnt von vorn.

Ladies, so geht durchdachtes Recycling! Kreislaufwirtschaft made by myself. Da produziere ich etwas, das bei Nichtgebrauch umgehend sinnvoll von mir selbst entsorgt wird.

So sehr ich die Natur auch für ihren Einfallsreichtum bewundere: Mir persönlich hätte es gereicht, wenn das Ohrläppchen an meinen fruchtbaren Tagen gejuckt hätte, statt diesen ganzen Mist mit ständig wechselnden Hormonen, Stimmungen und schmerzhaftem Ziehen in Brust und Bauch immer und immer wieder durchmachen zu müssen. So ist bei gesunden Frauen jedenfalls jeden Monat richtig was los und unser Körper ist ständig damit beschäftigt, sich auf alle Eventualitäten der Fortpflanzung vorzubereiten.

So weit, so gut. Wenn sich an diesem Zyklus in unseren Dreißigerjahren etwas ändert, eine Blutung schwächer ist oder immer einmal wieder ausbleibt, kann das ein Anzeichen für den hormonellen Wandel sein. Wo kein Eisprung, da kein Gelbkörper und das dazu passende Hormon. Schon hängt unser Hormonhaushalt schiefer als der Turm von Pisa.

Für eine Diagnose in Sachen Wechseljahre gerade in unseren Dreißigern brauchen wir zwei Dinge – und Ladies: Beide haben wir bis zu einem gewissen Grad selbst in der Hand!

1. Haben wir unseren Zyklus im Blick? Es ist besser, wenn wir mitbekommen, ob die Periode ein paar Tage früher oder später kommt, sie kürzer ist oder länger dauert. Nur dann haben wir eine Chance, solche Unregelmäßigkeiten bei der Gyn abchecken zu lassen.

2. Wird in Arztpraxen an Wechseljahre gedacht? Nope. Das bemängeln nicht nur Wechseljahresspezialistinnen. Katrin Schaudig ist Hormonspezialistin und außerdem Präsidentin der Deutschen Menopause Gesellschaft. Sie sagt, dass Ärztinnen und Ärzte bei Frauen Anfang 30 erste Symptome fast nie mit Wechseljahren in Verbindung bringen.[9] Zeit geht verloren, erste Behandlungsschritte werden nicht vorgeschlagen. Unser Basiswissen mit den genannten Infos kann genau da ansetzen und Lösungen einfordern, statt sich in der Praxis abspeisen zu lassen.

Verdrängung – Alt? Ich doch nicht!

Dann ist da auch noch die Sache mit der Verdrängung unseres Alters. Die Zahl 30 bei Frauen ist wie Reihe 13 in Flugzeugen: Sie wird gefürchtet. Lufthansa, Air France oder Singapore Airlines lassen in ihren Maschinen auf Reihe 12 die 14 folgen. Zu viele Passagiere seien abergläubisch und die 13 gilt jetzt nicht gerade als Glückszahl. (Ich weiß, dass du die Sitzreihen bei deinem nächsten Flug aufmerksam unter die Lupe nehmen wirst – wenn du es nicht vergisst.)

Mit unserem Alter geht es uns ganz ähnlich. Selbst wenn *wir* unsere 30 locker angehen, macht es die Gesellschaft um uns herum meistens nicht. Erfolgreicher Job? Feste Beziehung? Und wie steht es um Kinder, Wohnung, Bausparvertrag? Wir Frauen werden häufiger danach gefragt als Männer im gleichen Alter. Und wehe, wir sind zu dieser Zeit alleinstehend. Dann hören Menschen um

Jennifer Aniston aka Rachel Karen Green aus der TV-Serie Friends: »Kann ich nicht die Geschenke behalten und einfach 29 bleiben?«

uns herum Uhren ticken, obwohl sie schon seit Jahren die Zeit nur noch auf dem Handydisplay ablesen.

Und genau diese gesellschaftlichen Erwartungen beeinflussen auch unseren eigenen Umgang mit unserem Alter. Wir vergleichen uns mit anderen, scrollen auf Social Media durch scheinbar zeitlose Gesichter und fragen uns, ob wir mit all dem mithalten müssen – oder wollen. Oft merken wir gar nicht, wie sehr wir dabei innerlich unter Druck geraten. Kein Wunder, dass wir da lieber wegsehen.

Das sind die Basics für Frauen ab 30. Dazu gehören auch erste Veränderungen im Hormonhaushalt. Niemand von uns muss jetzt hektisch werden, denn dramatische Symptome der Wechseljahre sind selten und nur 1 Prozent aller Frauen rutschen tatsächlich jetzt schon in die Menopause, also das Ende von Periode und Fruchtbarkeit.[10] Die Sache mit unserem Zyklus ist jedoch ganz aufschlussreich. Denn was sich darin verändert, ist oft ein ziemlich ehrlicher Hinweis darauf, dass sich auch im Rest des Körpers etwas tut. Ich hätte das gerne eher gewusst.

Keine Zeit für Symptome

Meinen 30. Geburtstag habe ich auf Umzugskartons verbracht. Ich war seit Kurzem verheiratet, aber kinderlos, und als Freiberuflerin mit unbeständigeren Jobs gesegnet als das Wetter in Ostwestfalen-Lippe. (Ich bin dort lange hingependelt und selbst Hardcore-Einheimische geben zu, dass Regen rund um Teutoburger Wald und Eggegebirge durchaus häufiger vorkommt als im Rest der Republik.)

Pillenknick – irgendwas ist anders

Zur Zeit meines 30. Geburtstags also war ich dabei, mich beruflich zu etablieren. Kinder konnte ich mir zwar vorstellen, aber es fühlte sich noch nicht richtig an. Weder hatten mein Mann und ich konkret darüber gesprochen, noch hätten wir ein Timing gehabt. Erst mit Mitte 30 sind wir Eltern geworden, dann aber gleich zweifach. Zwillinge liegen nicht nur bei uns in der Familie, sondern sicher war auch mein Alter ein Faktor für den unvorhergesehenen Doppelpack. Die Pille kam für mich danach nicht mehr als Verhütungsmittel infrage und das hatte mit der Zeit Konsequenzen: Ich bin von der hormonellen Umstellung nach den Babys direkt in die nächste gerast, die Wechseljahre.

Nice 2 know: FSH sorgt für Zwillinge

Ältere Frauen haben zwar kleinere Chancen auf eine Schwangerschaft, weil immer weniger Eizellen vorhanden sind. Gleichzeitig steigt aber die Chance auf eine Mehrlingsschwangerschaft. Das liegt am FSH, dem Follikelstimulierenden Hormon. Davon produzieren wir in höherem Alter mehr und es sorgt dafür, dass die wenigen Eizellen wenigstens ordentlich reifen. Wo mehr reife Eizellen vorhanden sind, haben Spermien mehr Chancen, erfolgreich zu sein. Und schon muss man größere Kinderwagen kaufen …[11]

Bis sich mein Körper nach Geburt und Stillzeit wieder »normal« angefühlt hat, sind geschätzt zwei Jahre vergangen. Medizinisch war sicher schon eher alles wieder im Normalbereich, aber die psychischen Veränderungen spielen auch eine Rolle. Bis mein Kopf die neue Verantwortung, die Ängste und auch die Freude gelassen einordnen konnte, dauerte es einfach. Mein Gewicht ging im ersten Jahr nach der Entbindung einigermaßen wieder runter, das Hormonkarussell drehte sich in Richtung empfängnisbereit und von Haarausfall bis hin zu Blähungen nahmen die schlimmsten Folgen vom Hormonchaos wieder ab. Doch ich will nicht jammern. Das sind alles nur so kleine Nebensächlichkeiten, die Frauen durch Schwangerschaft und Geburt eben mitmachen. Wären wir bei der menschlichen Reproduktion auf Männer angewiesen – die Menschheit wäre längst ausgestorben. Meine Meinung.

Kinder, Küche, Kernfusion – für diese drei großen Ks fühlte ich mich in der Rushhour meines Lebens erstaunlicherweise dennoch jederzeit bereit. Kinder und Küche gehörten sowieso 24/7 zu meinem Alltag. Energie hätte ich aber tatsächlich auch noch für physikalische Grundlagenforschung wie Kernfusion gehabt, wenn ich naturwissenschaftlich nicht so wahnsinnig unbegabt wäre.

Und ich bin damit nicht allein: Nach der Geburt entwickeln viele Frauen erstaunliche Kräfte, die uns gleichzeitig Kinder stillen, einen Altbau renovieren, Podcasts hosten und die nervenden Nachbarn verklagen lassen. Alles mit dem Schlafdefizit eines Oktoberfestbesuchers am ersten Wochenende. Den Hormonen sei Dank.

Heißhunger okay, aber Blähbauch?!

Für mich war diese Energie aber auch gleichzeitig ein Hindernis, und du kennst das vielleicht: Wer unter Strom steht, achtet nicht unbedingt auf sich und kleinere Warnsignale. Dabei hätte ich durchaus stutzig werden können, denn im Nachhinein betrachtet waren die Warnsignale gar nicht so klein:

- Hautveränderungen
- Heißhunger
- Blähbauch
- Muskelkrämpfe
- weniger Blutung

Über Hautprobleme habe ich ja schon im Kapitel *Moment mal* geschrieben; die waren mir ohnehin bestens vertraut. Den Heißhunger habe ich auf meinen Zyklus geschoben. Denn wir kennen es wahrscheinlich alle, dass wir an gewissen Tagen wahlweise Bock auf Schokolade haben oder auf Chips extra feurig. Und vor allem: auf möglichst viel davon. Kein Wunder also, wenn sich Bauch und Darm zur Rebellion entschließen und mit Geräuschen und Gerüchen kontern, die ich an dieser Stelle aus Rücksichtnahme nicht näher beschreiben will. Für mich waren das keine Vorboten der Wechseljahre, sondern mein normaler, monatlicher Kreislauf. Dabei sind auch das Anzeichen für einen Wechsel unserer Hormone.

Muskelkrämpfe – erfolgreich ignoriert

Stutzig hätte ich bei den Muskelkrämpfen in meinen Füßen und Waden werden können. Wurde ich aber nicht. Die Krämpfe kamen alle paar Wochen, vielleicht auch alle paar Monate. Sie kamen gerne nachts, wenn ich halbwegs entspannt geschlafen habe, aber durch Schmerzen geweckt wurde, die einem Wadenbeinbruch vermutlich in nichts nachstehen. Ich übertreibe nicht: Einmal waren die Krämpfe im rechten Fuß so stark, dass ich kurz davor war, mich komplett untenrum gehen zu lassen. Und mit komplett meine ich *komplett*. Der Fuß stand nach innen verkrampft, noch nicht einmal im Ansatz konnte ich ihn geraderichten oder, wie man es vom Sport her kennt, durch meinen Mann strecken lassen. Ganz ehrlich: In den Minuten hätte ich lieber noch zehn Kinder geboren, als diesen Krampf länger auszuhalten. Nach ein paar Minuten entspannte sich die Muskulatur zum Glück von allein.

Berufsbedingt trage ich oft hohe Schuhe, und für mich war es deshalb keine Frage: Die Krämpfe kommen, weil ich meinen Füßen und Waden durch High Heels regelmäßig viel zumute. Meiner Gyn habe ich von den Krämpfen auch auf Nachfrage zum Beispiel nie erzählt, weil die Muskelattacken dafür zu sporadisch waren. Ein Fehler, wie ich heute weiß.

Auf Eigeninitiative habe ich dann meine Magnesiumzufuhr etwas erhöht: Bananen, Nüsse, Magnesiumpräparate aus dem Drogeriemarkt. Die Krämpfe nahmen tatsächlich ab, aber ob das wirklich an meiner Selbstmedikation lag, bezweifle ich inzwischen. Zu eng hängen Hormone und Muskelkrämpfe zusammen. Eher passt, dass das nächste Level meiner Wechseljahre eingeläutet war. Die Muskelkrämpfe nahmen ab, aber es gab zum Ausgleich ein paar andere Unannehmlichkeiten.

30er-Zone

In unseren 30er-Jahren starten die meisten von uns mit der Prämenopause. So, jetzt ist es raus. Ich muss das so deutlich sagen, weil viele von uns das nicht wahrhaben wollen. Egal, mit wem ich bei der Recherche zu diesem Buch gesprochen habe: Alle Frauen zwischen 30 und Mitte 40 gingen erst mal auf Abwehrhaltung. Wechseljahre sind etwas für Silver Ager, unsere Mütter oder die Kollegin, die kurz vor der Rente steht.

Anna-Lena:
»Wir?
Menopausierend?
Never.«

Ab in die Prämenopause!

Ein Blick auf unseren Hormonhaushalt kann helfen. Der ist ein kleines Wunderwerk der Biologie. Ohne Hormone kein erster Babyschrei, kein Wachstum, keine Lust auf Sex, kein Stoffwechsel.

Hormone sind kleine Botenstoffe, die in unserem Körper gezielt unterwegs sind. Sie steuern Abläufe, können aber eben auch bei Ausbleiben oder Überproduktion für Probleme sorgen. Funktioniert die Bauchspeicheldrüse nicht richtig, kann das zu Diabetes führen. Arbeitet die Schilddrüse nicht mit, sind wir müde, frieren und horten jedes Gramm. Bei einer Überfunktion kann das Gegenteil passieren: Unser Herz rast, wir haben Schweißausbrüche, verlieren Gewicht. Im schlimmsten Fall kann eine Überfunktion zu einer Herzattacke führen.[12] Der Puls rast, das Blut wird schneller gepumpt, das Herz kann aus dem Tritt geraten. Hormone haben also die unterschiedlichsten Aufgaben, und wenn sie nicht im Gleichgewicht sind, läuft einiges nicht so ganz rund.

Eigentlich müssten wir deshalb deutliche Steuererleichterungen bekommen, denn für mich ist das eine astreine doppelte Haushaltsführung: Wir haben neben unserem Zuhause noch einen Hormonhaushalt, den wir in Ordnung halten müssen. Konzentrieren wir uns in den Wechseljahren auf Östrogene, Progesteron und Testosteron.

Die großen Playerinnen Östrogene

Da können wir gleich festhalten: Unsere Östrogene wollen uns auf unterschiedliche Art und Weise verwirren. Denn im medizinischen Fachchinesisch werden sie auch gerne als Estrogene bezeichnet, was mir meine Autokorrektur in exakt diesem Moment als orthographische Inkorrektheit vorwirft. Egal, wie man sie schreibt: Östro- oder Estrogene sind weibliche Sexualhormone.

Du fühlst dich sexy, begehrenswert, weiblich? Preise deine Östrogene! Sie machen die Brüste erst rund, die Hüften schwungvoll, sorgen dafür, dass sich die Schleimhaut der Gebärmutter blutig aufbaut oder sich Wasser im Körper an den richtigen Stellen verteilt. Sie stärken die Knochen, halten die Vagina hübsch feucht und schützen unser Gehirn. Manchen Männern möchte man gerade beim letzten Punkt dringend eine umfassende Östrogen-Therapie ans Herz legen, aber das nur am Rande.

Du fühlst dich dramatisch, unwohl, unsicher? Verfluche deine Östrogene! Sie machen uns gelegentlich zur Drama Queen, lassen uns gleichzeitig die Kollegin, den Job und sowieso die Ex-Freundin vom Ex-Mann hassen.

Östrogene docken an vielen Stellen in unserem Körper an. Natürlich auch an unser Hirn. Daher lassen sie uns die verrücktesten Dinge erleben. Ich kenne Frauen, die es im Nachgang dann doch nur für eine durchschnittlich gute Idee hielten, an der Escape-Room-Party teilzunehmen, obwohl sie eine veritable Klaustrophobie haben. Bloß, um einen Typen zu beeindrucken. Ich kenne Frauen, die während Corona zwei Kilo Hefe, acht Kilo Mehl und eine halbe Lkw-Ladung Nudeln bunkerten, aber aufgrund einer ausgeprägten Koch- und Backschwäche noch heute Vorräte davon im Keller haben. Und ich kenne Frauen, die im Job jemanden so richtig rund gemacht haben, um hinterher festzustellen: Es war der Falsche.

Kurzum, Östrogen ist so etwas wie der Familienname: Die einzelnen Familienmitglieder haben unterschiedliche Vornamen und unterschiedliche Aufgaben. Es gibt sehr viele Familienmitglieder, kennen sollten wir die drei Schwestern Östriol, Östron und Östradiol.

Östriol oder auch Estriol ist das schwächste der Östrogene. Es sorgt für Gleitzeit rund um die Vagina und stärkt außerdem die Blase. Gibt es zu wenig Östriol während der Wechseljahre, juckt uns das schon. Und zwar untenrum.

Östron beziehungsweise Estron sorgt jahrzehntelang unbeobachtet für den reibungslosen Ablauf von möglichen und tatsächlichen Schwangerschaften. Diese Schwester hat dann rund um die Menopause ihren großen Auftritt, weil Östron auch in unserem Fettgewebe hergestellt werden kann. Deshalb kann eine gewisse Gewichtszunahme tatsächlich eine Art hormonelle »Kompensation« sein. Wer natürlich die Wechseljahre ohne ein Gramm mehr an Bauch, Beinen, Po durchlebt, bekommt hormonell gesehen vielleicht ein bisschen zu wenig ab und ist zum ersten Mal gekniffen.

Östradiol oder Estradiol ist das interessanteste Hormon dieser Familie. Es drängelt sich überall in den Vordergrund und ist dabei so launisch wie ein 15-jähriger Teenager beim Familienausflug. Östradiol lässt unsere Haare und Brüste wachsen. Es sorgt schon in jungen Jahren dafür, ob wir einmal Körbchengröße A oder DD benötigen. Später ist es regelmäßiger Gast in unserem Zyklus, steigt an, fällt ab, sorgt für eine korrekt eingestellte Gebärmutter. Gleichzeitig ist es ein furchtbar enttäuschtes Hormon, wenn kein befruchtetes Ei unterwegs ist, und lässt uns dafür bluten.

Östrogene sind aufgrund ihrer Vielfalt in der Überzahl, wenn es um unseren weiblichen Körper geht. Vielleicht konzentrieren sich Medizin und Pharmazie deshalb sehr auf dieses Hormon und haben zwei andere in unseren Wechseljahren nicht so ausführlich im Blick. Das hat nicht zwangsweise etwas mit den bereits beschriebenen 16,89 Euro für drei Monate Gespräche und Betreuung in einer Praxis zu tun. Eher etwas mit einer Grundeinstellung zur Frauenheilkunde und wie ernst Patientinnen genommen werden. Ich sehe schon, dass Gynäkologinnen und Gynäkologen jetzt wahlweise Buch oder E-Reader an die Wand schmeißen und nicht zitierfähige Bemerkungen in meine Richtung schleudern. Die Eindrücke, die ich bei meiner Recherche zu diesem Buch von Freundinnen, Verwandten und Kolleginnen gewonnen habe, sind keine datenbasierte Feldstudie. Sicher gibt es die Praxen, in denen sich mit den Beschwerden von Frauen auseinandergesetzt wird. Zumindest in meinem Umfeld waren das jedoch die wenigsten. Es ist wie bei Hundebesitzern: Man selbst ist spitze, die anderen sind das Problem.

Fun Fact: Der hormongeplagte Mann

Auch Männer haben Östrogene, allerdings in deutlich abgeschwächter Form.[13] Männer haben nur etwa ein Zehntel der weiblichen Sexualhormone, die in einem handelsüblichen Frauenkörper herumschwirren. Sie schützen dennoch den Körper vor Herzinfarkt, die Nervenzellen im Gehirn vor ihrem Zerfall und die Knochen vor Osteoporose. Fachleute raten deshalb dazu, auch bei Männern im Alter den Östrogenstatus checken und ausgleichen zu lassen.

Progesteron – Balance mit Nebenwirkungen

Promoting gestation – das ist eine lange Umschreibung für die Aufgabe dieses Hormons. Das geht kürzer, und schon haben wir Progesteron. Man kann herauslesen: Hier setzt sich etwas für den Erhalt einer Schwangerschaft ein.

Genau das ist die Aufgabe von Progesteron. Dieses Hormon wird von unserer körpereigenen Recyclinganlage während des Zyklus hergestellt. Du erinnerst dich? Die leere Follikelhülle wird zum *Corpus luteum*, dem Gelbkörper. Der hat in seinem kurzen Leben als Zellhaufen die Aufgabe, Progesteron für unseren Hormonhaushalt herzustellen. Progesteron möchte, dass ein befruchtetes Ei in der Gebärmutter rundum zufrieden ist. Die Schwangerschaft wird durch Progesteron erhalten. Ist frau nicht schwanger, sinkt der Progesteron-Spiegel, es kommt zum Abbruch der Vorbereitungsmaßnahmen und damit zu einer Blutung.

Nice 2 know: Hormonelle Verhütung

Nimmst du die Antibabypille, arbeitet dein Körper anders. Die synthetischen Hormone verhindern, dass im Eierstock ein Ei heranreift. Dadurch kommt es zu keinem natürlichen Eisprung, sondern es gibt beim Pausieren der Einnahme eine Abbruchblutung. Manche Präparate wirken dauerhaft, Frauen bluten dann gar nicht mehr. Dennoch produziert unser Körper in der Zeit auch weiterhin natürliche Hormone. Deshalb Achtung: Diese Verhütungsmittel können erste Anzeichen der Wechseljahre, wie unregelmäßige Blutungen durch zu wenig Progesteron und schwankende Östrogenspiegel, überdecken.

Jetzt ist unsere Periode während der Wechseljahre alles, nur nicht immer periodisch. Der Eisprung wird seltener – und wo kein Eisprung, da auch kein Gelbkörper, da auch kein Progesteron. Die Folge: Unsere Blutung ist mal sehr stark, mal schwach oder bleibt aus. Das kann ein paar gravierende Folgen für unseren Hormonhaushalt haben. Denn für den Aufbau der Gebärmutterschleimhaut ist die Familie Östrogen zuständig. Die unterschiedlichen Familienmitglieder haben klar geregelte Aufgaben im Zyklus, sind aber durchaus eigenwillig in der Ausführung. Sie werden dominant, wenn andere Hormone nicht dazwischengehen. Progesteron ist in einem gut eingespielten Hormonhaushalt so etwas wie ihr natürlicher Gegenspieler.

Sorgen Östrogene zum Beispiel für einen reduzierten Sauerstoffspiegel in den Zellen, stellt das Progesteron diesen Sauerstoffspiegel wieder auf normal. Es kann Fett in Energie umwandeln, gilt als natürliches Antidepressivum und kann vor Brustkrebs genauso schützen wie vor Gebärmutterhalskrebs.[14] Auch bei der Knochenneubildung ist Progesteron am Start.

Wenn unser Hormonhaushalt allerdings chaotisch zu werden beginnt, fehlt dieses Hormon. Wir schlafen schlechter, sind müde, die Wassereinlagerungen machen uns zu schaffen, wir werden träge. Wenn wir älter sind, ist da auch noch diese überflüssige Sache mit anfälligen Knochen. Die können schneller brechen, Stichwort Osteoporose. Progesteron sollten wir also auf dem Zettel haben, wenn unsere Wechseljahre Fahrt aufnehmen.

Testosteron – nicht nur Männersache

Das ist das Hormon für die Männlichkeit in uns. Ja, Ladies, auch wir haben Testosteron, und das ist besser als sein Ruf. Das männliche Sexualhormon wird oft gleichgesetzt mit Aggressivität, Verlangen nach Sex, Bartwuchs und nicht besonders gentlemanlikem Verhalten. Ergebnisse, die die Wissenschaft aus früheren Studien auf uns Menschen und speziell Männer zu übertragen versucht. Hamster mit einem hohen Testosteronwert verteidigten ihr Territorium deutlich heftiger, traten aggressiver auf, kämpften. Jetzt sind Männer nur bedingt mit Hamstern zu vergleichen, weshalb es neuere Untersuchungen gibt. Dabei hat man festgestellt, dass Männer aus Testosteron auch Östriol, also eines unserer weiblichen Sexualhormone, bilden. Noch ist nicht ganz klar, wie das bei Männern funktioniert, aber die Wissenschaft geht davon aus, dass dieser weibliche Hormoneinfluss auf das Gehirn wirkt und das Verhalten deutlich mäßigen kann.[15]

Aber zurück zu unserem weiblichen Hormonhaushalt und dem Helfer Testosteron. Anders könnten wir keine Muskeln aufbauen und auch unser Interesse an flüchtigen Affären oder festen Partnerschaften wäre eher gering ausgeprägt. Das Hormon steigt während unseres Zyklus an und ist rund um den Eisprung am höchsten. Kein Wunder also, dass wir uns dann besonders in Schale schmeißen und begehrenswert und bewundert sein wollen. Das erklärt auch die eher miese Laune, wenn wir in unseren Wechseljahren einen deutlich geringeren Testosteronwert haben. Das Hormon fehlt – und statt tatkräftig sind wir träge, denken zu viel nach und können keine klare Entscheidung treffen.

Stimmungssportart PMS

Östrogene, Progesteron und Testosteron sind also drei Hormone, die einen Großteil unseres Haushalts in Schuss halten. Und die empörenderweise mit zunehmendem Alter ins Ungleichgewicht kommen. Auch in unseren 30er-Jahren.

Schon vorher konnten wir ein Lied davon singen: Verletzlichkeit, Gereiztheit, Brustspannen, Bauchziehen, Akne und fettige Haare – unser Lied hätte eine Menge Strophen. Und wer wollte, konnte diese Liste rund um unsere Periode individuell erweitern. Ab Mitte 30 kommt aber ein Feature hinzu, das die ganzen Beschwerden noch einmal auf ein neues Level hebt: PMS, das prämenstruelle Syndrom.

»Die hat schon wieder ihre Tage!« Tausendfach haben wir diesen überflüssigen Spruch gehört. Geringschätzung und Des-

Nadja: »Ich bin eigentlich Kampfsportlerin: Jeden Monat kämpfe ich mit meinen Emotionen während meiner PMS.«

interesse Frauen gegenüber kommen in den sechs Worten unmissverständlich zum Ausdruck. Dabei ist der Satz noch nicht einmal richtig, wenn er eine Frau in ihrem Ausnahmezustand beschreiben soll. Die eigentlich emotionale Phase in unserem Zyklus liegt ein paar Tage *vor* unserer Periode.

Expertinnen und Experten zählen PMS inzwischen zu den ersten Anzeichen unserer Wechseljahre.[16] Wir sind reizbarer als Schauspieler Klaus Kinski in denkwürdigen Interviews, geraten schneller aus der Fassung und unsere Stimmungslage ändert sich minütlich. Unsere Zyklen können zwar regelmäßig stattfinden, aber nicht immer wird dabei ausreichend Progesteron produziert. Oft haben wir in unserem Zyklus schlicht keinen Eisprung mehr. Unsere eigene Recyclingmaschine ist defekt, was unseren Körper total stresst. PMS gilt unter Fachleuten deshalb als erste Stufe der Prämenopause.[17] Da unsere Hormone bis in unser Gehirn wirken, können die Auswirkungen noch gravierender sein. Manche Frauen reagieren auf Progesteronmangel besonders empfindlich. Die Medizin spricht dann von einer prämenstruellen dysphorischen Störung, kurz PMDS. Einfach ausgedrückt: Alle Stimmungsschwankungen, die du dir vorstellen kannst, sind bei diesen Frauen um den Faktor 100 intensiver. Die Betroffenen sind in einem permanenten Ausnahmezustand und teilweise müssen diese Symptome mit Antidepressiva eingestellt werden. Das einzig Positive: Frauen mit PMDS sind selten. Nur maximal 4 Prozent der Frauen, die überhaupt PMS haben, entwickeln daraus die heftige Variante.

Der Zyklus startet mit FSH

Zum Schluss möchte ich dir noch ein paar Infos zu zwei weiteren Hormonen geben, die ebenfalls rund um Zyklus und später in den Wechseljahren eine Rolle spielen. Beide Hormone sind Kopfsache. Sie werden in unserer Hirnanhangdrüse, der Hypophyse, produziert.

Das follikelstimulierende Hormon, kurz FSH, entsteht am Anfang der Periode, also zu unserem Zyklusbeginn. Es sorgt dafür, dass Follikel in unseren Eierstöcken heranreifen. Damit beginnt überhaupt die Produktion von Östrogen. Ohne FSH keine Follikel und damit keine Östrogene, wenn wir es ganz einfach ausdrücken wollen.

Es ist übrigens nur ein Gerücht, dass ein hoher FSH-Wert gut für eine Schwangerschaft ist. Das Gegenteil ist der Fall: Produziert unser Körper mehr FSH, findet er offensichtlich kein Ei, das er losschicken kann. Also wird das Hormon in rauen Mengen auf unseren körperlichen Markt geschüttet. Unser Körper bemüht sich quasi, das Steuer noch einmal herumzureißen, ruft lauter, bekommt aber keine Antwort mehr. Ein hoher FSH-Wert kann also als Zeichen der Menopause gewertet werden – muss aber nicht.

LH und der monatliche Höhepunkt

LH steht für luteinisierendes Hormon. Es leitet sich von Lutein ab, einem gelblichen Pflanzenfarbstoff. Das klingt schon so, als hätte es was mit unserem Gelbkörperhormon zu tun, und das ist auch so. Sobald unser Östrogenlevel richtig hoch ist, sorgt das LH dafür, dass eine gute, reife Eizelle Richtung Eileiter geschickt wird. Für 24 Stunden ist diese Eizelle jetzt ready zur Befruchtung. Ohne LH kein Eisprung, kein *Corpus luteum* und damit kein Progesteron.

Lutein kommt aber auch in der Natur in grünem Gemüse wie Grünkohl, Spinat und Brokkoli sowie in Mais, Zitrusfrüchten, Pfirsichen und Aprikosen, aber auch in Eigelb vor. Als Farbstoff wird es Fertigprodukten wie Marmelade, Käse oder vegetarischen Aufstrichen zugesetzt. Seit ein paar Jahren bewerben Firmen Lutein intensiv als Nahrungsergänzungsmittel. Der Stoff soll gut für die Augen sein, sogar eine Makuladegeneration lindern. Das ist der allmähliche Verlust der Sehkraft, der bis zur Erblindung führen kann. In der westlichen Welt ist diese Erkrankung die Hauptursache für Erblindung bei Menschen über 60 Jahren. Positive Auswirkungen können nach Aussage der Europäischen Behörde für Lebensmittelsicherheit EFSA allerdings bislang nicht bestätigt werden. Im Gegenteil: Es wird vor dem unkontrollierten Gebrauch dieser Nahrungsergänzungsmittel gewarnt. Lutein wird in einem Cocktail mit Vitaminen und Mineralstoffen wie Zink hochdosiert verkauft. Zu viel Zink kann unsere Blutkörperchen verändern und die Kupferaufnahme des Körpers behindern. Die Behörde empfiehlt, solche Präparate nur in enger Absprache mit Ärztinnen oder Ärzten einzunehmen.[18] Im Prinzip können wir aber wieder mit gesunder Ernährung nichts falsch machen. Wer Lutein über frisches Obst, Gemüse und bestimmte Öle aufnimmt, ist auf der sicheren Seite.

Queens Messages

Alle Hormone haben in unseren 30ern mehr mit der Fruchtbarkeit als mit Wechseljahren zu tun. Dennoch lohnt es sich, ein paar Punkte in Sachen Prämenopause immer im Hinterkopf oder auf dem Smartphone zu haben. Hier kommt ein Quickcheck, was in deinem Körper und Kopf passieren kann – plus erste Hilfe.

Body

- Deine Hormone schwanken.
- Gelegentlich setzt der Eisprung aus.
- Deine Periode kann unregelmäßiger werden.
- Deine Libido schwankt.
- Sporadische Probleme treten auf: Müdigkeit, Wassereinlagerungen, Muskelkrämpfe etc.

Soul

- Du befindest dich in der Rushhour des Lebens mit Vorfahrt für Stress, Selbstzweifel, Überforderung.
- Mitunter verdrängst du das Älterwerden und das Thema Wechseljahre.
- Du ignorierst die einen oder anderen Symptome.
- Du leidest unter Stimmungsschwankungen, PMS, PMDS.
- Du fühlst dich belastet durch vielleicht unerfüllten Kinderwunsch.

Service

- Notiere Veränderungen bei deiner Periode.
- Hol dir Hilfe, falls Stimmungsschwankungen zur Belastung werden.
- Überlege mit deiner Gyn, ob die Pille oder andere Verhütungsmethoden in den nächsten Jahren sinnvoller sind.
- Frage explizit nach ersten Anzeichen der Wechseljahre, bitte um mehr Informationen.
- Sei bereit – auch für unangenehme Antworten.

In unseren 30ern verändert sich etwas. Nicht dramatisch, aber subtil. Und dann: Zack, steht da die Vier vorne. Willkommen in einem Alter, in dem man plötzlich zur Zielgruppe für Nahrungsergänzungsmittel und Yoga-Retreats wird. Und als wäre das nicht genug: Die Perimenopause steht bereits vor der Tür und wartet auf Einlass.

NATÜRLICHER WAHNSINN

Waren die ersten drei Jahrzehnte unseres Lebens wie ein jugendlicher Rausch, fühlt sich die Vier vorm Alter schon anders an. Das bemerken wir spätestens durch unser Partyverhalten.

Wo früher die Nacht durchgemacht wurde, um anschließend ohne Unterbrechung in den Frühdienst zu starten, stellt sich jetzt eine gewisse Müdigkeit ein. Unter der Woche werden nur noch Einladungen angenommen, die in einem Umkreis von maximal 450 Metern stattfinden und spätestens um 19 Uhr beginnen. Wo früher wahlweise Kinder oder Kopfschmerzen als Argument für vorzeitiges Gehen vorgeschoben wurden, wird sich jetzt offensiv ohne Begründung weit vor Mitternacht verabschiedet.

Auch unsere Regenerationsphasen werden länger: Wer am Wochenende lange feiert, braucht locker zwei Tage Urlaub, um sich davon zu erholen. Und am Ende bleiben oft nicht einmal nennenswerte Erinnerungen zurück.

Fourtysomethings should listen

All das hat mit unseren Wechseljahren zu tun, die Perimenopause geht los. Unsere Sexualhormone wirken nämlich weit über Fortpflanzung und Figur hinaus. Sie beeinflussen die Verdauung, den Sauerstoffgehalt im Blut, die Knochendichte und nicht zuletzt auch unsere Gehirnfunktion.

> *Anna: »Manchmal fallen mir Worte nicht ein, dann denke ich: Vielleicht habe ich auch einen Gehirntumor.«*

Leistung und Erinnerungsvermögen auf Sparflamme

Die gute Nachricht ist: Einen Gehirntumor können wir in den überwiegenden Fällen bei Frauen 40+ ausschließen. Verminderte Funktionsfähigkeit unserer Denkfabrik leider nicht (und das ist die schlechte Nachricht). Wir werden unsortierter als jeder 1-Euro-Shop in deutschen Innenstädten. Ich habe nach dem Büro einmal ganz erfolgreich unfreiwillig einen 3-Kilometer-Marsch absolviert, einfach nur, weil ich zu meinem Auto gegangen bin. Leider erst zu einer völlig falschen Stelle. Anna, die ich seit bald 20 Jahren mitsamt Familie kenne, hat neulich tatkräftig die Namen meiner Zwillinge vergessen. Ich wiederum muss mitunter sehr konzentriert überlegen, wie genau das Buch hieß, das ich schon als Jugendliche verschlungen habe. Namen von langjährigen Kollegen, Filmtitel, dieser unvergessliche Urlaubsort oder auch nur, was ich aus dem Keller holen wollte – mein Kopf weiß genau, wie er mich den ganzen Tag über beschäftigt.

Brain Fog nennen das die Fachleute. Watte im Hirn, Vergesslichkeit, Wortfindungsstörungen, aber nein – nicht Demenz! Der Hirnnebel ist dennoch nicht vergnügungssteuerpflichtig. Können wir in den eigenen vier Wänden vielleicht noch darüber hinwegsehen, ob wir Milch oder Sahne ins Müsli kippen, ist das vor allem im beruflichen Alltag schwieriger. Unsere Leistungsfähigkeit nimmt ab, wenn wir vergesslicher werden. Das klingt jetzt nach Auswertung durch die Personalabteilung und anschließend unangenehmen Gesprächen mit den Vorgesetzten, ist aber erst einmal nur eine Feststellung. Abnahme der Leistungsfähigkeit heißt ja nicht, dass wir arbeitsunfähig sind. Aber wie das mit Vergesslichkeit nun einmal so ist: Sie nervt und sie kostet uns vor allem mehr Zeit. Abläufe, die jahrelang top funktionierten, stimmen plötzlich nicht mehr. Namen von Gesprächspartnern fallen uns erst nach reiflicher Überlegung wieder ein und wenn es ganz blöd läuft, vergessen wir neu vergebene Passwörter, die noch keine Stunde alt sind. Unterlagen, Schlüssel oder Handys werden verlegt und tauchen an Stellen auf, an denen wir noch nie etwas abgelegt haben. Eines sollten wir aber nicht vergessen: Es ist alles nur vorübergehend.

Linda: »Ich habe nach dem Tragen den Schmuck meiner Großeltern zu Hause versteckt, weil er mir wahnsinnig am Herzen liegt. Ich bin mir sicher: Den findet kein Einbrecher. Leider weiß auch ich nicht mehr, wo ich ihn hingepackt habe.«

What 2 do: Passwort für die Menopause

Trotzdem sollten wir nicht den Fehler machen und »Passwort« oder »123456789« als Passwörter vergeben. Beides gilt als extrem unsicher, wird aber dennoch viel zu oft benutzt. Wenn du »Menopause!« davor oder danach setzt, sieht die Sache schon anders aus. Doch – mach das! Nur Humor schützt vor schlechter Laune.

Die Wissenschaft davon aus, dass der Rückgang der weiblichen Sexualhormone zu einer Verkleinerung des Hippocampus führt. Das ist ein kleines Areal in unserem Gehirn, das für das Abspeichern von Informationen zuständig ist.[19] Der Hippocampus erinnert von seiner Form her ein wenig an ein Seepferdchen, weshalb er das Wörtchen *Hippo* in sich trägt. Wird dieses Areal kleiner, wird weniger abgespeichert – hello Brain Fog. So weit kann ich folgen. Warum allerdings die sinnvollen Erinnerungen rausfliegen und nicht die Erinnerung an zermürbende Gespräche mit schlecht gelaunten Hotline-Mitarbeitern eines Telefonanbieters, bleibt mir ein Rätsel.

Besonders auffällig zeigt sich der Brain Fog bei einer weiblichen Eigenschaft, die so ziemlich jede Frau schon seit frühester Jugend entwickelt: dem Multitasking. Wir können gleichzeitig Einkaufslisten erstellen und den Handwerker anscheißen. Können Vokabeln abfragen, Freundinnen trösten und Bestseller schreiben. Mit Eintritt in die nächste Phase unserer Wechseljahre ist diese Funktion erst mal auf Halt. Unterschiedliche Aufgaben zeitgleich zu erledigen, fällt vielen von uns schwerer. Unser Hirn, jahrzehntelang ein Meister der Schnelligkeit, hat jetzt Mühe, gleichzeitig ein Telefonat zu führen und den neusten Gossip um die Ex-Royals Harry und Meghan zu verarbeiten. Daran sieht frau schon, dass die Lage ernst ist. Jüngere Gehirne können schneller zwischen den unterschiedlichen neurologischen Bereichen switchen. Je älter und damit hormonchaotischer wir werden, umso komplexer werden Konzentration und das Fokussieren auf die wichtigsten Aufgaben. Meine Freundin Sanne war dabei sehr konsequent: Sie hat ihr Auto aus der Werkstatt geholt, eine Wohnung vermietet und ihre Tochter in der Musikschule vergessen. Immerhin ist der Fehler noch vor dem Abendessen in der Familie aufgefallen.

What 2 do: Ruhe bewahren und reden

Wenn du mittendrin steckst in Hormonchaos, Angstphasen, Vergesslichkeit, Gliederschmerzen oder Störungen der Periode, wirst du bei diesem Tipp zwar ausrasten, aber: Bewahre erst mal Ruhe. Ernsthaft. Schnapp dir eine Person deines Vertrauens und sprecht miteinander. Damit ist der erste, wichtigste Schritt getan. Wenn wir Ängste aussprechen, nehmen wir etwas von ihrem Schrecken. Idealerweise findest du Mutter, Schwester, Freundin, Sportpartnerin, die Ähnliches durchmacht oder die deine Lage aus eigener Erfahrung kennt.

Ladies, diese erste Phase unserer Perimenopause wird selten medizinisch gut behandelt. Das liegt daran, dass die wenigsten von uns schon bei ersten Symptomen die *richtige* Gyn zum *richti-*

gen Zeitpunkt mit den *richtigen* Behandlungsideen haben. Bis uns persönlich klar ist, was gerade in unserem Körper passiert, trennt uns erfahrungsgemäß mindestens ein Quartal vom nächsten Gynäkologie-Termin. Ich weiß aus eigener Erfahrung, dass diese Zeit schlimmer sein kann, als ohne Betäubung ein Wendler-Konzert zu besuchen. Unser eigener Körper fühlt sich fremd an und wir wollen, dass das aufhört. Aber selbst wenn wir in der Gynpraxis sind, gibt es kein Sofort-Medikament, das unser Hormonlevel subito in den Normalzustand versetzt.

Track it, Baby! Gut vorbereitet zum Gyn-Termin

Leg bei einem Gyn-Termin alles auf den Tisch. Bereite dich auf so einen Termin vor und notiere die wichtigsten Veränderungen der letzten Monate und Jahre, auch Kleinigkeiten, die für dich vielleicht nichts mit Wechseljahren zu tun haben. Vor allem aber: Sei selbstbewusst, frag nach und mach deutlich, dass du ernst genommen werden willst. Patientinnen, die mitdenken, sind vielleicht nicht überall beliebt, aber im Zweifel besser behandelt.

Das gilt auch für Notizen zu deiner Periode. In unseren 40ern verändert sich die monatliche Blutung. Wir haben sie überwiegend regelmäßig und kommen deshalb nicht drauf, dass unsere Wechseljahre beginnen. Es gibt dennoch Veränderungen: Unsere Periode kommt unterschiedlich stark. Zum Beispiel heftig und blutig, mit dicken Klumpen. Sie dauert lang und will nicht aufhören. Ilona ist eine meiner längsten Freundinnen und entsprechend gelöst sind unsere Konversationen über Männer, Sex und körperliche Abläufe. Sie hat mir einmal sehr plastisch beschrieben, dass sich ihre Periode noch einmal ungemein angestrengt hat auf den letzten Metern. Wenn ich mich recht erinnere, fielen Umschreibungen, die sonst nur im Zusammenhang mit Arbeiten in einem Schlachtbetrieb Verwendung finden.

Es gibt auch das Gegenteil. Unsere Blutung kommt auf einmal später, dauert nur zwei, drei Tage oder ist sehr schwach. Die Ausscheidungen können wie altes Blut aussehen, sogar kleine Bröckchen enthalten. Meist passiert das zum Ende unserer Perimenopause, also kurz bevor die Blutung ganz aufhört. Es ist auf alle Fälle nichts Schlimmes. Bei den kleinen Bröckchen handelt es sich um geronnenes Blut, das schon länger im Körper unterwegs ist.

What 2 do: Ab in die Arztpraxis!

So unterschiedlich die Periode in der Perimenopause auch ausfallen kann: Bei anhaltenden Blutungen, die heftig und kaum zu stoppen sind, musst du das abklären lassen. Es ist ein Blutverlust, der für den Körper anstrengend ist und gefährlich werden kann, nicht zuletzt sinken unsere Eisenwerte. Nur Fachleute können einschätzen, ob du hormonell eingestellt werden musst oder ob vielleicht sogar eine Ausschabung sinnvoll ist.

Ich war auf jeden Fall Typ zwei – die Periode schlich sich so langsam aus. Dafür gab es andere, ganz interessante Begleiterscheinungen.

Bin das noch ich?

Die 40 hat gerade erst angeklopft, und plötzlich steht eine ganze Reihe neuer Eigenarten mit ihr im Flur. Dinge, die wir so nicht kennen, geschweige denn bestellt haben. Es ist, als würde unser Körper plötzlich ein eigenes Programm fahren. Als hätte jemand heimlich an den Einstellungen gedreht. Und wir fragen uns: Bin das noch ich?

Starker Husten zum Beispiel kann mit den Wechseljahren zusammenhängen, und das weiß ich natürlich auch erst seit den Recherchen zu diesem Buch. Weshalb ich dich jetzt mitnehme zu Symptomen, die noch nicht einmal deine Gyn auf dem Zettel hat.

Reizhusten passt nie

Ich huste. Oft. Ich bin nicht erkältet, habe keine Grippe und es ist auch keine Pollenflugzeit. Aber ich huste. Besonders schlimm ist es überall dort, wo Klimaanlagen laufen. Im Auto, beim Einkauf, auch im Fernsehstudio. Sobald ich vor der Sendung ein paar Minuten im Scheinwerferlicht stehe, geht die Husterei los. Manchmal wird sie so heftig, dass ich schlecht Luft bekomme. Eine Notfallration Hustenbonbons und medizinische Lutschtabletten mit einem milden Schmerzstiller habe ich griffbereit, sonst geht es nicht. Unvergessen, wie ich bei einer Abendveranstaltung zwischen zwei Moderationen asthmatisch auf der Toilette hing. Das halbe Make-up zerfloss in meinem hochroten Gesicht, meine Bronchien tobten sich aus.

Der Grund für den Husten ist so einfach wie einleuchtend: Unsere Schleimhäute sind östrogenabhängig. Östrogene sorgen für unseren Feuchtigkeitshaushalt. Sie beeinflussen auch die Dicke unserer Schleimhäute und damit unsere Atemwege. Schwankt die Östrogenproduktion, werden auch die Schleimhäute rund um Hals und Lunge in Mitleidenschaft gezogen. Sie werden trockener, können sogar schrumpfen. Die Folge ist ein Reizhusten, den man sonst eher bei starken Rauchern vermutet. In einer Studie gaben 33 Prozent der befragten Frauen an, leichten bis starken Husten in den Wechseljahren bekommen zu haben.[20] Zugelassen zur Studie waren ausschließlich Frauen, die nicht rauchten und gesund waren.

Studienergebnisse helfen mir natürlich so gar nicht, wenn ich trotz Schnappatmung einen Job machen muss. Wobei es egal ist, ob frau arbeitet, gerade einkaufen geht oder am Telefon zwei Sätze ohne Röcheln rausbringen möchte – der Husten nervt. Es ist in der Akutphase nur ein schwacher Trost, aber der Reizhusten hört irgendwann von allein wieder auf. Allerdings hat das bei mir bestimmt vier bis fünf Jahre gedauert. Es ist wie mit vielen Beschwerden, die ich in den Wechseljahren hatte und habe: Sie sind da, aber immer nur zeitweise, sodass ich sie nie als unerträglich empfinde.

What 2 do: Trinken, trinken, trinken

Reizhusten als Symptom der Wechseljahre kommt erst so langsam in der Medizin an. Auch wenn unser Hauptproblem die Hormone sind, kann man mehr tun, als nur abzuwarten. Tee trinken zum Beispiel. Je mehr Flüssigkeit wir zu uns nehmen, umso mehr kann unser Körper sie an die Schleimhäute bringen. Auch tiefe Inhalation mit Salbei- oder Pfefferminzöl wirkt zumindest für den Moment beruhigend.

Den Husten habe ich mir zudem lange versucht, anders zu erklären: Überempfindlichkeit auf Nüsse, Tierhaarallergie und vielleicht doch ein Infekt, der eben nur für ein bis zwei Tage auf die Atemwege schlägt.

Gelenkschmerzen – Knirscht da was?

Ganz ähnlich ging es mir mit meinen Knochen. Erst tat die Hüfte morgens nach dem Aufstehen weh, da war die 50 noch ein gutes Stück entfernt. Ich schob die leichte Unwucht auf eine falsche Schlafposition, zu wenig Sport und auch die paar Kilos, die ich längst abnehmen wollte. Schon seit Jahren übrigens, und das

Nice 2 know: Mögliche Ursachen für Gelenkschmerzen

Gelenkschmerzen sind eigentlich ein Perimenopause-Klassiker, der aber trotzdem oft falsch gedeutet wird. Schulter, Knie, Fingergelenke oder in meinem Fall der Ellenbogen fühlen sich steif an und tun weh. Vor allem das Aufstehen wird so zu einer völlig neuen Erfahrung. Die Schmerzen sind nicht anders als bei Arthrose, Rheuma oder Gicht. Wer sichergehen will, schließt diese Erkrankungen und Entzündungen bei Fachleuten aus. Oft stellen sich die Gelenkschmerzen aber gerade bei Frauen zwischen 40 und 50 als Folge von einem sinkenden Östrogenlevel heraus.

zeigt, wie unfassbar konsequent ich in meinen Lebensentscheidungen so bin. Dann war die Matratze schuld, die wir schon lange hatten und die ich mit etwas Nachdenken schon immer als viel zu hart empfunden habe. Wir haben neue Matratzen angeschafft und unseren Lattenrost überprüfen lassen. Meine Hüftknochen haben das freundlich ignoriert und taten immer noch weh. Zur Abwechslung dann auch noch der linke Ellenbogen. Dr. Internet hat mir dann den besten Tipp beschert: Magnesiumcitrat. Die zusätzliche Einnahme soll bei solchen Schmerzen helfen. Mit der Info bin ich zu meiner Gyn gelaufen und hab mir ihr Okay geholt. Die Schmerzen sind nicht ganz verschwunden, aber deutlich weniger geworden. Beim Wachwerden tut mir jetzt nichts mehr weh.

Plötzlich nachtblind

Ich fahre viel, gerne und gut Auto. Ich rase nicht, bin aber zügig und oftmals links auf der Autobahn unterwegs und kann zudem in einem Zug in jede Parklücke einparken. Ohne Park-Assistent oder Kamerahilfe. Da ich für meinen Job viel fahre, sind mir Veränderungen beim Autofahren natürlich sofort aufgefallen. Seit meiner frühesten Kindheit war ich kurzsichtig. Alles um mich herum war so unscharf, dass ich in einer 1:1-Begegnung George Clooney nicht von Karl Lauterbach hätte unterscheiden können. Mit Anfang 30 habe ich mir die Augen lasern lassen und seitdem endlich ein Leben ohne Brille geführt.

Mit Mitte 40 dachte ich, das war's. Vor allem nachts wurden meine Augen wieder schlechter, ganz ähnlich wie bei meiner Kurzsichtigkeit. Ich sah verschwommen, Nummernschilder konnte ich nicht mehr lesen, genauso wie Baustellenhinweise. Ich dachte, meine Augen hätten noch einmal einen Kurzsichtigkeitsschub, der nicht mehr operabel sei. Gerade bei Kurzsichtigkeit verändert sich das Auge über Jahre immer wieder, und bei mir wäre eine weitere OP nicht mehr möglich gewesen. Überraschenderweise ergab ein Sehtest beim Augenarzt aber keine neuen Werte. Meine Sehkraft hatte volle Leistung. Ich lernte: Die Sehschwäche in der Nacht kann an zu trockenen Augen und Vitaminmangel durch die Wechseljahre liegen.[21] Es schadet zumindest nicht, wenn die Ernährung entsprechend angepasst ist. Lutein hatten wir schon im Kapitel *Einstimmung* (s. Seite 41). Der Stoff kommt vor allem in Zitrusfrüchten, Gemüse wie Grünkohl oder Spinat, aber auch in Eigelb vor. Vitamin A steckt vor allem in tierischen Produkten wie Milch, Eiern, Fleisch und Innereien. Zu wenig Vitamin A lässt uns schlechter sehen, aber Achtung: zu viel, vor allem durch Nahrungsergänzungsmittel, schadet! Vitamin A überdosiert kann zu Übelkeit, Haarausfall und schlimmstenfalls sogar zur Abnahme der Knochendichte führen.[22]

Nice 2 know: Ursachen für Sehschwäche

In der Perimenopause sind schlechte Augen ein Zeichen für trockene Schleimhäute. In einigen Onlineforen habe ich von juckenden oder auch sehr trockenen Augen gelesen. Wenn die Beschwerden zu stark werden, kann eine isotonische Kochsalzlösung erste Hilfe leisten, die wie Tränenflüssigkeit die Augen befeuchtet. Eine dauerhafte Lösung solltest du allerdings in einer Arztpraxis besprechen. Schlechtere Augen in der Perimenopause haben dabei nichts mit der klassischen Alterssichtigkeit zu tun. Viele von uns brauchen später trotzdem eine Brille, um Preisschilder, Handydisplays oder Strafzettel besser lesen zu können.

Das alles sind kleinere Veränderungen. Ich bin mir sicher, du hast deine eigenen Geschichten und vielleicht auch mit ganz anderen Beschwerden zu kämpfen. Aber selbst mit überschaubaren Anzeichen sind wir meist bedient. Denn sie kommen on top zum Beruf, zu unserem Privatleben und allem, was sich ohnehin permanent gut oder schlecht verändert. Sie stören, beschäftigen uns. »Wer bin ich eigentlich?«, war eine Frage, die mir immer öfter in den Sinn kam. Wie gesagt: ohne dass ich das alles der Perimenopause zugeschrieben hätte. Sieben von zehn Frauen nehmen die körperlichen und psychischen Veränderungen in dieser Phase der Menopause als unangenehm wahr.[23] Das passt zur Theorie, dass in unseren Wechseljahren alles auf dem Prüfstand steht, unser Seelenleben inklusive, das sich offensichtlich neu justiert und unangenehme Antworten verlangt. Spoiler Alert: Ich habe diese Antworten bis heute nicht gefunden.

Fun Fact: Zyklus 2.0

Ich möchte eine persönliche Beobachtung rund um meine Wechseljahre mit dir teilen: Die Beschwerden kommen wie die Periode zyklisch. Bei meinen Augen gab es Tage, da war alles wie immer. Und dann kamen Tage, an denen ich nachts schlechter sehen konnte. Die gleiche Erfahrung habe ich auch während der Phase mit den Muskelkrämpfen gemacht. Wissenschaftlich habe ich dazu nichts gefunden, aber ich bin mir ziemlich sicher, dass auch unsere Wechseljahre wie ein Zyklus ablaufen. Nur eben nicht mehr mit dem Schwerpunkt Fruchtbarkeit. Zum Zyklus gehört auch, dass die Beschwerden nach einiger Zeit abnehmen und sogar ganz aufhören.

40er-Zone

Ja, wir werden älter. Wenn du bis hierhin gelesen hast und dachtest, dass dieses Buch noch eine überraschende und bessere Wendung nimmt – tut mir leid. Dinge auszusprechen und soweit es geht zu akzeptieren, ist ein banaler, aber wichtiger Schritt für diesen Umbruch in unserem Leben.

Drei gute Funktionen der Perimenopause

Eine besonders starke oder schwache Periode, Husten, Gelenkschmerzen, trockene Augen – inzwischen weißt du, dass die Natur mit Special Features in unserer Perimenopause echt nicht geizig ist. Alle haben dabei allerdings tatsächlich eine Art Funktion, auch wenn das schwer vorstellbar ist.

Funktion #1: Klarheit

Die Wechseljahre zwingen uns dazu, uns mehr mit *uns* auseinanderzusetzen. Wenn wir jung sind, klappt das kaum. Beruf, Beziehungen, Familie, aber auch Scheitern und Neuanfang – wir stellen uns und unsere Bedürfnisse zurück. Viele akzeptieren mit 20 oder 30 Jahren die bescheuertsten Entscheidungen. Das ändert sich mit zunehmendem Alter. Unser Körper verlangt nach mehr Aufmerksamkeit. Meine Beobachtung ist, dass Frauen ab Mitte 40 einige, auch ungewöhnliche Lebensentscheidungen neu denken und vorbereiten. Das gibt tatsächlich Sicherheit. Zugegeben, manche Frauen erleben diesen Wandel auch schon in ihren 30ern.

Fun Fact: Männliche versus weibliche Klarheit

Die Sängerin Taylor Swift (Jahrgang 1989) hat diese Klarheit mit zunehmendem Alter einmal in einem Interview beschrieben. Klarheit auch bei einer Sprache, die Frauen mit zunehmendem Alter nicht mehr akzeptieren. Ihrer Meinung nach gibt es allein schon große Unterschiede im Vokabular, wenn es um Männer und Frauen geht. Trifft ein Mann eine Entscheidung, ist sie strategisch. Bei einer Frau ist sie kalkuliert. Ein Mann kann reagieren, Frauen nur überreagieren. Die Liste lässt sich beliebig fortsetzen. Swift spornt Mädchen und Frauen an, sich nicht einschüchtern zu lassen. Sie selbst war bereits jahrelang im Geschäft, bevor sie dieses Selbstbewusstsein hatte und sich erst persönliche, dann berufliche Klarheit verschaffte.

Funktion #2: Schutz

Unsere Fruchtbarkeit endet. Nicht mit Mitte 40, aber sie nimmt in dieser Zeitspanne vor der eigentlichen Menopause schon ab. Diese Endgültigkeit, ein vielleicht unerfüllter Kinderwunsch, aber auch schlicht der Wegfall dieser monatlichen Bestätigung, dass unser Körper »funktioniert«, sind für manche schwer zu verpacken. Trotzdem sind die Wechseljahre ein natürlicher Schutz unseres Körpers. Jeder monatliche Zyklus ist mit Blutverlust verbunden, eine Schwangerschaft außerdem mit einer enormen Leistung für unser gesamtes System. Immerhin versorgen wir in dieser Zeit mindestens einen Mitbewohner mehr. Das zehrt und die Natur schützt den weiblichen Körper vor Konsequenzen, die er vielleicht nicht mehr schafft.

Funktion #3: Selbstbestimmung

Diese Funktion gefällt mir persönlich am besten. Wir lernen durch die Wechseljahre deutlich, selbstbestimmte Entscheidungen zu treffen. Niemand nimmt uns die Gefühle in dieser Zeit ab. Niemand kennt unsere körperlichen Baustellen so gut wie wir selbst. Selbstbestimmung fängt bei der Frage an, ob ich in einem Fressanfall den Rest Torte esse oder wie lange ich die Gelenkschmerzen noch aushalten will. Wir sind keine Pussys, wenn wir zur Gyn gehen. Wir sind aber auch keine Pussys, wenn wir entscheiden, dass wir bei Symptomen ganz gut ohne Hilfe leben können. Die Torte war übrigens köstlich ...

Obwohl es also ganz gut zu sein scheint, dass wir nicht bis zum 113. Lebensjahr fruchtbar sind, wird unser Körper ab den 40er-Jahren zur kritischen Infrastruktur. Die Perimenopause startet, obwohl wir noch regelmäßig unsere Tage haben. Einige Warnsignale kennst du bereits, aber es gibt noch mehr. Ohne Anspruch auf Vollständigkeit zu erheben, habe ich dir hier noch einmal die wichtigsten aufgelistet.

Bitte stürze dich bei diesen Bad Things nicht gleich verzweifelt in den nächsten Schokobrunnen. Ich kenne keine Frau, die alle Symptome lehrbuchmäßig abgearbeitet hat.

Dafür gibt es eine ganze Reihe an guten Kleinigkeiten, die durch die Wechseljahre passieren. Fingernägel werden mit einem Mal fester. Wir haben keine oder deutlich weniger Schmerzen vor der Periode. Wir nehmen unseren Körper bewusster wahr. Die Liste lässt sich erweitern.

Nice 2 know: Bad Things

- Brain Fog, Gedächtnisstörungen
- Schwindel
- veränderte Periode von schwach bis stark
- unregelmäßiger Zyklus
- trockene Schleimhäute
- trockene Augen
- trockene Haut
- Husten
- Zahnfleischprobleme
- Gelenkschmerzen
- Wassereinlagerungen
- Kribbeln in Armen, Beinen oder Füßen
- Kopfschmerzen
- Stimmungsschwankungen
- Unruhe
- Herzrasen
- schwache Blase, Harndrang
- Blasenentzündung
- Aufgeblähtheit
- Heißhunger
- Verdauungsstörungen
- PMS (prämenstruelle Störung)
- PMDS (prämenstruelle dysphorische Störung)
- Sehschwäche, Nachtblindheit

Nice 2 know: Good Things

- Klarheit
- Selbsterkenntnis
- gesunder Egoismus
- Ausschluss von schweren Krankheiten: Viele von uns besuchen Hausarzt oder Gyn-Praxis regelmäßiger. Bei mir war es nach Jahren auch der Augenarzt.

Übrigens bringt es in dieser Phase wenig, auf einen Hormonstatus bei der Gyn zu drängen. Eine solche Untersuchung ist wie ein Foto: nur eine Momentaufnahme. Schon übermorgen können die Werte ganz anders, vielleicht sogar dramatisch schlechter sein, aber das bekommst du dann nicht mit. Sinnvoller ist es, du kannst Dinge benennen, die sich geändert haben oder die du vielleicht auch nur kurzzeitig hattest (s. Queens Messages auf Seite 62). In Praxen, die sich auf Wechseljahre spezialisiert haben, wird genauso vorgegangen: Der Hormonstatus ist nur ein Puzzleteil von vielen und wird meist erst später in der Menopause bestimmt.

Wenn es mit dem Progesteron bergab geht

Mit der Perimenopause lassen unsere Eisprünge nach oder haben keine gute Qualität mehr. Deshalb produziert unser Körper immer weniger Progesteron, das uns im normalen Zyklus entspannter sein lässt. Wenn wir gereizt sind, unausgeglichen, mehr grübeln und schneller aufgeben, kann also Progesteronmangel der Grund sein. Auch unregelmäßige Blutungen, Verdauungsprobleme und plötzliches Herzrasen können damit zusammenhängen.

What 2 do: Ersatz für Progesteron

Progesteron kann inzwischen gut ersetzt werden, und im Vergleich zur Östrogentherapie sind keine gravierenden Nebenwirkungen bekannt. Du kannst zum Beispiel Cremes oder Gels auftragen, die natürliches Progesteron enthalten. Auch als Tablette oder Vaginalkapsel kannst du natürliches Progesteron zu dir nehmen. Wichtig ist, dass du nach mikronisiertem Progesteron fragst und dir das verschreiben lässt. Denn nur das ähnelt dem vom Körper produzierten Progesteron. Besprich auch die Dosierung mit deiner Gyn und lass dich dabei nicht abspeisen: Progesteron haben manche nicht auf dem Zettel. Meist doktern alle am Östrogen herum.

Auch unsere Ernährung spielt wieder eine Rolle (dazu mehr im Kapitel Alltagsaufgaben, s. Seite 118). An dieser Stelle nur so viel: Progesteron ist in Nüssen, Fenchel, Zitrusfrüchten, dunkler Schokolade oder Vollkornprodukten enthalten. Schlecht sind Fast-Food und Fertignahrung.

Umstrittener ist die Wirkung von Cremes, deren Progesteron zum Beispiel aus der Yamswurzel gewonnen wird. Über unsere Haut an empfindlichen Stellen wie der Arminnenseite soll der Stoff in unseren Körper gelangen. Fachleute halten das für Quatsch und nicht ausreichend. Ich kenne jedoch Frauen, bei denen das funktioniert hat. Eine davon bin ich.

Fehlt Progesteron, feiert das Östrogen Party. Haben wir davon zu viel, kommt es zu starken Blutungen und einem Ziehen in Brust und Bauch. Es wird von einer Östrogendominanz gesprochen. Nach einigen Tagen fällt dieser hohe Östrogenspiegel wieder und zieht unsere Laune gleich mit in den Keller. Das Hormon ist für den Blutfluss und damit auch für unseren Flüssigkeitshaushalt verantwortlich. Durch das schnelle Sinken werden unsere Schleimhäute von Auge bis hin zu den Bronchien trockener, Kopfschmerzen können auftreten. Das geht schlimmstenfalls bis zur Blasenentzündung, denn auch rund um die Vagina wird es trockener.

Hier zeigt sich ganz gut, warum von WECHSELJAHREN gesprochen wird. Da unsere Eisprünge bereits ab Mitte 30 unregelmäßig werden, können Jahre mit hormonellem Auf und Ab beginnen. Manchmal unbemerkt, manchmal aber eben auch mit allem, was die Wechseljahre so zu bieten haben. Wenn Frauen also davon sprechen, dass sie bereits seit zehn Jahren in den Wechseljahren sind, ist das keine Übertreibung, sondern eine gute Beobachtung des Körpers.

What 2 do:
Denke Progesteron und Östrogen zusammen

Progesteron macht unsere Rezeptorenstellen im Körper sensibel für Östrogen. Umgekehrt gibt es ohne Östrogene keine Aufnahme von Progesteron. Bevor am Östrogenspiegel geschraubt wird, kann erst einmal die Progesteron-Aufnahme angeglichen werden. Um herauszufinden, ob das anschlägt, braucht es allerdings ein paar Wochen oder sogar Monate. Zudem ist jeder Körper individuell; während die einen gut auf Progesteron reagieren und es als alleinige Therapie zur Behandlung ihrer Wechseljahresbeschwerden reicht, tut sich bei anderen gar nichts.

Dazu gibt es noch sogenannte Phytoöstrogene. Das sind Pflanzenstoffe, die ähnlich wirken wie weibliche Östrogene. Im Kapitel »Alltagsaufgaben« erkläre ich das genauer. In Soja finden sich beispielsweise solche Phytoöstrogene, aber auch in Vollkornprodukten. Eine hormonelle Östrogengabe kann dennoch ab einem gewissen Punkt sinnvoll sein. Dazu kommen wir im nächsten Kapitel.

Queens Messages

In unseren 40ern finden also die ersten größeren Umbrüche der Perimenopause statt. Wir können sie ignorieren, ablehnen oder einigermaßen vorbereitet selbst in die Hand nehmen. Hier ein Quickcheck, was in deinem Körper und Kopf passieren kann – plus erste Hilfe.

Body

- Die Perimenopause beginnt.
- Die Periode verändert sich, von schwach bis hin zu sehr stark.
- Es kommt zu deutlich weniger Eisprüngen.
- Progesteron sinkt, Östrogen kann dominieren.
- Du stellst mitunter unterschiedliche körperliche Veränderungen fest: trockene Schleimhäute, Brain Fog, Gelenkschmerzen und Co.

Soul

- Du schiebst Kopfkino, weil sich dein Körper anders anfühlt.
- Du hast Ängste und Unsicherheiten, weil der Kopf manchmal streikt.
- Deine Stimmung schwankt genauso wie dein Hormonspiegel.
- Du leidest unter Selbstzweifeln.

Service

- Trau dich, offen mit jemandem zu sprechen.
- Kenne die drei wichtigsten Hormone und ihre Funktionen für deinen Körper.
- Mache Notizen zu körperlichen Beschwerden.
- Post-its oder Erinnerungs-Apps darfst du ruhig exzessiv nutzen – so vergisst du weniger.
- Hormontests bringen in dieser Phase oft noch nichts.

Auch wenn ich in die Beete deiner Gefühle trete: Wir sind immer noch im Warm-up vor den richtig großen körperlichen Veränderungen. Die kommen aber. Es wäre ja auch sonst zu langweilig.

OVULATIONS-EXODUS

Die 50er sind schwer. Das fängt schon mit den Geburtstagen an, die gefeiert werden, als müsste frau sich noch einmal so richtig beweisen. In meinem Freundeskreis wuchs das Partyvolk zum Beispiel überproportional zum erreichten Alter: Die 50 wurde mit 100 und mehr Gästen gefeiert. Als müssten sich alle noch einmal versichern, dass die Lebensmitte noch nicht das Ende ist.

Dabei sind wir streng genommen gar nicht mehr in unserer Lebensmitte. Die statistische Lebenserwartung von Frauen in Deutschland liegt bei 83 Jahren, aber ich will die Stimmung jetzt nicht komplett ruinieren.

Die 50er sind aber auch schwer, weil sich unser Körper immer mehr verändert. Und vielleicht sind sie vor allem deshalb so schwer, weil sie uns zwingen, alte Vorstellungen loszulassen, obwohl noch keine neuen bereitliegen.

Fiftysomethings should listen

Willkommen in den 50ern – der Lebensphase, in der wir morgens öfter mal mit Geräuschen aufstehen, die nicht vom Wecker kommen. Unser Körper verändert sich wie gesagt spürbar, auch wenn wir innerlich oft noch ganz woanders stehen. Und während wir früher nach zwei Wochen Joggen die Jeansgröße wechselten, braucht es heute mehr Einsatz – und mehr Gelassenheit.

Claudia: »Ich habe 7 Kilo zugenommen. Über Nacht.«

Mit zunehmendem Alter werden nicht nur unsere Gelenke steifer, sondern wir bauen zudem Muskelmasse ab. Bis zu unserem 80. Lebensjahr werden wir 50 Prozent unserer Muskeln verlieren. Gleichzeitig legen viele von uns an Gewicht zu, besonders im Bauchbereich.

Neue Gewichtsklasse dank Bauch und Busen

Dass wir im Alter an Gewicht zulegen, ist eine berechtigte Sorge von einigen unter uns. Wir schieben jedes Gramm, das hinzukommt, auf unsere Wechseljahre. Dabei gibt es keinen wissenschaftlichen Zusammenhang zwischen der Hormonumstellung in den Wechseljahren und mehr Gewicht.[24] Vereinfacht gesagt beeinflussen Östrogen, Progesteron und Testosteron unseren Stoffwechsel nicht so, dass wir zwangsweise Kilos zulegen. Was allerdings oft vergessen wird: Unser Zyklus und die Periode haben durchaus Kalorien verbraucht – Schleimhautaufbau und Co. waren echte Stoffwechseljobs. Wenn das alles plötzlich seltener wird oder ganz wegfällt, sinkt unser Grundumsatz ganz automatisch. Grundumsatz nennt man unseren Kalorienverbrauch im Ruhezustand. Der Trick dabei ist genauso einfach wie mühsam: mehr Muskeln. Muskeln verbrennen auch im Ruhezustand viele Kalorien, um sich auf ihren nächsten Einsatz vorzubereiten. Wer also Bauch, Beine, Po trainiert, verbrennt Kalorien sozusagen im Schlaf. Und das zeigt sich nicht selten auf der Waage. Unser tägliches Verhalten tut das Übrige, heißt: weniger Bewegung, vielleicht weil die Kinder aus dem Haus sind oder es hier und da zwickt, dafür weiterhin Wein, Pasta und Tiramisu. Wir sollten vor dem Genuss gelegentlich innehalten und uns noch einmal kurz besinnen. Zu viele Kalorien plus mangelnde Bewegung wirken sich auf unser gesamtes System aus. Je bequemer wir werden, umso bequemer und weiter wird sozusagen auch unsere Kleidung im Verlauf der Zeit, sprich: Wir legen zu.

Lassen wir kurz Zahlen sprechen. Denn was sich eigentlich im Alter ändert, allerdings unabhängig von unserem Hormonchaos, ist unser Stoffwechsel, der langsamer wird als jeder VfL-Bochum-Stürmer. Dadurch verringert sich der Grundumsatz an Kalorien, die wir täglich brauchen. Berechnet wird er nach dem Physical Activity Level, kurz PAL-Wert.[25] Dieser Wert ergibt sich aus unserer überwiegenden Tätigkeit tagsüber plus Bewegung – in welcher Form auch immer. Der kleinste Wert entspricht dabei inaktiven Menschen, die zum Beispiel pflegebedürftig sind. Profisportlerinnen oder Frauen, die draußen schwer arbeiten, verzeichnen den höchsten Wert. Konkret sieht das so aus:

PAL-WERT	BEWEGUNGSLEVEL (BERUF UND FREIZEIT)
1,2	ausschließlich sitzend oder liegend (etwa aufgrund von Pflegebedürftigkeit)
1,4	sitzender Beruf, wenig Freizeitaktivität
1,6	überwiegend sitzend, aber zwischendurch auch mal gehende oder stehende Aktivität
1,8	überwiegend gehende oder stehende Aktivität
2,0	körperlich anstrengende berufliche Arbeit und aktiv in der Freizeit

Mit zunehmendem Alter sinkt die empfohlene Kalorienmenge je nach PAL-Wert:

ALTER	KALORIEN BEI PAL 1,2	KALORIEN BEI PAL 1,4	KALORIEN BEI PAL 1,6	KALORIEN BEI PAL 1,8	KALORIEN BEI PAL 2,0
30	1700	1900	2200	2500	2800
40	1600	1800	2100	2400	2700
50	1500	1700	2000	2200	2600
60+	1400	1700	1900	2100	2500

Machen wir uns nichts vor: Die wenigsten haben einen PAL-Wert von 2,0, arbeiten dauerhaft in einem landwirtschaftlichen Betrieb oder starten bei den Olympischen Spielen. Meistens sind wir im guten Mittelfeld, was für unsere 50er-Jahre bedeutet, dass wir zwischen 1700 und 2000 Kalorien täglich zu uns nehmen sollten. Das ist weniger als erhofft, aber mehr als gedacht. Good News außerdem: Zwischen unseren 30er- und 50er-Jahren reduziert sich unser täglicher Bedarf nur um rund 200 Kalorien pro Tag. Das sind zwei Latte macchiato oder eineinhalb Aperol Spritz umgerechnet, die wir *nicht* trinken sollten. Das erscheint durchaus machbar.

Dennoch wirst du jetzt vielleicht vor lauter Kopfschütteln heftige Nackenschmerzen bekommen, wenn du diesen Text liest. Denn du isst schon kaum, nimmst aber trotzdem zu. Vor allem rund um den Bauch, wo sich Fettdepots ansammeln, als würde morgen eine unvorhergesehene Notlage anbrechen.

Im Alter an dieser Stelle zuzulegen, hängt eher mit genetischen Faktoren zusammen.[26] Der Blick in die eigene Familie zeigt ganz gut, wohin wir uns entwickeln *können* – nicht müssen. Wenn schon Mutter, Großmütter oder Tanten eine ausgeprägte Silhouette vorweisen, ist die Wahrscheinlichkeit hoch, dass wir ähnlich veranlagt sind. Aber noch mal: Veranlagung heißt nicht, dass wir machtlos zuschauen, wie sich eine Wampe entwickelt. 200 Kalorien pro Tag weniger ist erst mal die Devise. Ladies: *Face your calories*. Und nimm die Treppe, wo immer es geht.

Übrigens, auch unser Busen kann Richtung Menopause ungeahnte Wachstumsphasen haben. Statt Körbchengröße A tendiert frau überraschend in Richtung D. Ein üppiger Busen, der aber absolut zu spät kommt, wie mir Freundinnen ernüchtert geschildert haben. Sie hätten diese Entwicklung mit Mitte 20 durchaus begrüßt.

Nicht jede kann diesem Altersbusen allerdings etwas abgewinnen. Einige Frauen leiden, wenn die Brust zu groß wird. Das Gewebe ist schwer, es kann zu Rückenschmerzen führen. Ganz abgesehen davon, dass DD-Körbchen für manche optisch eine Belastung sind. Auch das ist ein Punkt, den du unbedingt mit deiner Gyn besprechen solltest, wenn sich dein Körper so entwickelt, dass es für dich problematisch wird.

What 2 do: Blutzucker ausbalancieren

Auf gar keinen Fall solltest du in der Perimenopause anfangen, weniger oder phasenweise gar nichts mehr zu essen. Erstens hältst du das ohnehin nicht lange durch, und sobald wieder reingeschaufelt wird, isst du mehr als eigentlich notwendig. Zweitens schaltet unser Stoffwechsel bei zu wenigen Kalorien in einen Notfallmodus und verbrennt nur so viel, wie gerade nötig ist. Sinnvoller ist es, bewusst jeden Tag fünf bis sieben Portionen zu uns zu nehmen, die unseren Blutzuckerspiegel auf einem gleichmäßigen Level halten. Ich verrate hier sicher keine Top-Secret-Info, wenn ich auf gesunde Ernährung hinweise. Täglich Fast Food, Nougat-Croissants oder die westfälische Schlachtplatte solltest du genauso überdenken wie die abendlichen Gläser Wein. Deinen PAL-Wert kannst du ohnehin nur mit einer Sache austricksen: mehr Bewegung.

Bye-bye, Blutung

Und dann ist da noch etwas, das für einige von uns gut, für andere eine belastende Lebenswende ist: das Ende unserer Periode. Viele denken, dass dieses Ende der einzige Punkt in Sachen Menopause ist, der uns widerfährt. Wir Menopausierende wissen das natürlich besser, denn dieses Ende ist nur eine kleine Begleiterscheinung in einem jahrelangen Feuerwerk der hormonellen Veränderungen. So plötzlich, wie Blutungen in unseren

Teenagerjahren kommen, hören sie meist um die 50+ wieder auf. Wenn eine Frau zwölf Monate lange keine Periode mehr hatte, ist sie medizinisch gesehen in der Menopause.

Menopause ist, wenn deine Gyn dich nicht mehr nach deiner Periode fragt. Dieser Tag wird kommen, seid sicher, Ladies. Das ist wie früher beim Metzger, wenn dir irgendwann das Stückchen Fleischwurst nicht mehr angeboten wird. Du weißt: Jetzt gibt es kein Zurück mehr.

Agnes: »Wenn du aufhörst zu bluten, bist du unbesiegbar.«

Zu unserer monatlichen Blutung haben wir ganz unterschiedliche Einstellungen. Die einen wissen sehr genau, wann sie ihre Regel haben, wie lange, wie stark und zu welcher Uhrzeit. Anderen von uns reicht eine grobe Information, dass da etwas ist. Will frau schwanger werden, ist die Periode eine monatliche Enttäuschung. Will frau auf gar keinen Fall gerade schwanger sein, ist sie erleichtert, wenn sie den Red-Dot-Award endlich bekommt.

Wie in jeder Beziehung ist es merkwürdig, wenn man 30, 40 Jahre lang zusammen verbracht hat und sich dann trennt. Auch wenn man sich nicht besonders mochte, kann der Abschied schwierig sein. Das Ende der Periode ist das Ende der Fruchtbarkeit – und das klingt nach nutzlos, überflüssig, von der Natur ausrangiert. Das ist natürlich Quatsch, aber erzähl das mal deinem Kopf, der rund um die Wechseljahre ein veritables Eigenleben entwickeln kann. Allerdings kenne ich tatsächlich keine Frau, die ihrer Periode übermäßig nachtrauert. Egal, mit wem ich gesprochen habe: Die meisten sind froh, Alarmstufe Rot nicht mehr zu haben. Weg mit der Sorge, sich auf helle Polster zu setzen oder luftige, weiße Hosen zu tragen. Weg mit Tampons, Binden und Menstruationstassen, die trotz aller Versprechungen und höherer Preise die Hälfte vorbeilaufen lassen. Weg mit den Stimmungsschwankungen durch die hormonelle Achterbahnfahrt. Das Ende unserer Periode ist der Anfang einer neuen Freiheit. Wir sind jetzt Menopausenqueens, und das sollten wir feiern.

Fun Fact: Von Period-Partys bis Shiesta

Die erste Periode eines Mädchens war in manchen Kulturen traditionell ein Grund zum Feiern. Bei indianischen Stämmen wie den Lakota oder den Apachen in Nordamerika gab es feste Rituale auf dem Weg zur Frau. Ebenso in Mexiko oder Indien, wo die Tradition bis heute besteht. In den USA trenden seit ein paar Jahren sogenannte Period-Partys. Die erste Periode wird zelebriert, inklusive des Vermöbelns einer rosaroten Piñata. Das ist eine Figur, gefüllt mit Süßigkeiten, die beim Verhauen aufplatzt. Ich weiß nicht, ob ich als Teenie nicht doch peinlich berührt gewesen wäre von so viel Aufmerksamkeit. Als Frau mit Menstruationshintergrund sehe ich die Sachlage schon anders. Ladies: Wir sollten gegen Ende mehr in Partystimmung sein. Fast 40 Jahre Periodensystem liegen hinter uns. Das muss gefeiert werden! Oscar-Preisträgerin Halle Berry machte genau das: Sie feierte ihre Menopause 2025 mit einer »Shiesta« (und hat dafür sogar ein neues Wort kreiert, bestehend aus »she« und »Fiesta«).

Umso überraschter sind wir, wenn dann nach Monaten doch noch einmal eine Blutung zurückkommt, statt vorschriftsmäßig für immer zu versiegen. Das passiert durchaus und ist kein Grund, sofort Panik zu schieben. Wer nicht gerade Töchter im eigenen Heim hat, der kommt allerdings in Schwierigkeiten. Plötzlich stellt sich die Frage, ob sich die Anschaffung einer Großpackung Binden überhaupt noch lohnt. Meine Schwägerin Astrid hat es da ganz richtig gemacht: Sie hat fünf Töchter in unterschiedlichen Altersklassen und ist damit bestens über Jahre mit Slipeinlagen und Binden versorgt. Das ist allerdings eine Strategie, die nur die wenigsten von uns verfolgen.

Fun Fact: Wechseljahre im Tierreich

Älter werdende weibliche Säugetiere, und damit auch wir Frauen, sind in der Natur selten. Neben Menschen kommen zum Beispiel Schimpansen, Belugas und Schwertwale in die Wechseljahre. Obwohl sie nicht mehr für Nachwuchs sorgen können, leben die Weibchen weiterhin in ihren sozialen Verbänden. Die Natur scheint sich dabei etwas gedacht zu haben. Untersuchungen zeigen, dass sich ältere, weibliche Schwertwale auf die Überlebensrate jüngerer Tiere auswirken. Kurz gesagt: Wo ein Menopause-Schwertwal mitschwimmt, überleben die Jungtiere besser.[27] Wenn wir an den Spruch denken, dass ein ganzes Dorf zum Großziehen eines Kindes benötigt wird, gibt es also durchaus Parallelen zwischen Mensch und Tier.

So unterschiedlich unsere Periode auch ist, gibt es Veränderungen, die du besser abklären solltest, falls sie bei dir auftreten.

Heftige, starke Blutung

Diese Blutungen sind in der Perimenopause möglich (s. Seite 50). Sollten solche Blutungen jedoch länger andauern oder deutlich heftiger sein als bislang, such deine Praxis auf. Manchmal ist eine Zyste die Ursache, selten kann es sich auch um eine Tumorerkrankung handeln. Großer Blutverlust, auch regelmäßig über Monate, muss abgeklärt werden, um Blutarmut zu vermeiden. Eisenmangel, Müdigkeit, Antriebslosigkeit und Kopfschmerzen können sonst die Folge sein.

Blutung nach der Menopause

Über zwölf Monate haben wir schon durchgezogen und keine Regelblutung mehr gehabt. Wir sind ganz offiziell in der Menopause. Aber dann kommt doch noch mal ein überraschenderes Comeback als das von der Boyband Take That im Jahr 2010. Fachleute raten bei Post-Menopause-Blutungen zum medizinischen Abchecken. Wahrscheinlich gibt es keinen Grund zur Beunruhigung, aber es ist einfach sicherer, um Erkrankungen auszuschließen.

Blutung mit Nebenwirkungen

Migräne, Schwindel, Übelkeit, heftige Schmerzen im Unterleib oder auch im Rücken – keine von uns muss das aushalten! Sobald während deiner Periode die Schmerzen überhandnehmen und deinen Alltag unzumutbar werden lassen, such professionelle Hilfe auf. Oft denken wir, dass wir mit den Symptomen klarkommen müssten. Immerhin haben wir unsere Regel schon eine ganze Weile. Aber in Perimenopause und Menopause können Anzeichen heftiger werden – und bevor du dich damit quälst, lass dich medizinisch beraten.

Nice 2 know: Achtung, Babyalarm!

Verhütung ist auch jenseits der 50 wichtig. Es sei denn, du bist an Babyausstattungen, Krabbelkursen und einer erneuten Runde durch unser Bildungssystem von Kita bis Schule interessiert. Deine Blutungen können unregelmäßig sein, sie können auch schon seit Monaten aufgehört haben – das spielt alles keine Rolle. Solange du nicht mindestens zwölf Monate ohne Blutung bist, können noch irgendwo Eibläschen herumschwirren, und wir kennen ja Murphys Law: Alles, was unmöglich erscheint, passiert auf einmal. Ob du noch fruchtbar bist, solltest du in deiner Praxis abklären lassen.

Auslaufmodell

Manche Veränderungen in den Wechseljahren überraschen uns weniger, andere treffen uns buchstäblich unter der Gürtellinie, denn nicht nur unsere Hormone geraten aus dem Takt. Auch Körperregionen, über die wir sonst wenig nachdenken, melden sich plötzlich, manchmal in den unpassendsten Momenten. Wenn beim Lachen, Husten oder Heben ein bisschen mehr los ist, als uns lieb ist, wird klar: Blase, Beckenboden und Co. sind nicht außen vor. Doch es gibt gute Nachrichten – viele Symptome lassen sich behandeln, lindern oder sogar vermeiden. Vorausgesetzt, wir sprechen drüber. Und kümmern uns.

Blasenschwäche – unangenehm und gar nicht so selten

Ich persönlich habe jetzt nicht das Riesenproblem mit dem Aussetzen meiner Blutung. Mit einer anderen Sache hingegen schon, denn das ist ein komplett überflüssiges Feature. Im wahrsten Sinne des Wortes.

> *Tina: »Ich wusste nicht, dass wir ein Auslaufmodell sind. Schon gar nicht, wie wörtlich das gemeint ist.«*

Es fing ganz harmlos mit ein paar Tröpfchen an. Daraus wurde ein kleiner Strahl beim Husten oder Lachen. Schließlich so viel, dass ich mir an manchen Tagen besser eine extra saugstarke Binde in den Slip klebte. Blasenschwäche ist am Frühstückstisch mit der Familie oder beim Girls-Abend eher unsexy, klingt es doch nach Seniorenresidenz und Urinbeutel. Dabei ist fast die Hälfte aller Frauen in ihren Wechseljahren von einer leichten bis schweren Undichtigkeit betroffen.[28] Ich bin also nicht das einzige Auslaufmodell, das Binden in der Handtasche hat, obwohl die Periode kein Thema mehr ist.

Die weibliche Natur ist mir an dieser Stelle ein Rätsel: Auf der einen Seite sind wir durch die Hormonumstellung in einer körperlichen Dürreperiode. Unsere Schleimhäute und damit auch unsere Vagina werden trockener. Als Ausgleich gibt es aber ein Feuchtgebiet zwischen den Beinen, das komplett unsinnig ist. Denn Urin sorgt leider nicht für feuchte, elastische Schleimhäute, sondern reizt die feinen Schichten rund um Klitoris und Co. Durch den Harnstoff, der dauerhaft auf trockenere Haut trifft, kommt es zu Juckreiz oder Brennen. Im Prinzip ist es wie bei Kinderwindeln: Wenn die zu lange um den Hintern gewickelt bleiben, werden Kids auch wund. Zudem haben es Keime deutlich leichter, sich auf unserer rauen Vaginalhaut anzusiedeln und wohlzufühlen. Scheidenpilzen und Blasenentzündungen gefällt das, weshalb sie bei Frauen 50+ oft zunehmen.

Dafür stelle ich wieder einen Zyklus bei mir fest, ähnlich wie bei anderen Wechseljahresbeschwerden. Es gibt Tage, da habe ich alles im Griff. Dann gibt es Tage, an denen schon das Anheben der Wimperntusche reicht, um Druck bis in den Beckenboden zu erzeugen. Es läuft dann bei mir, nur leider nicht gut. Einige aus meinem Freundes- und Bekanntenkreis haben ganz ähnliche Schwierigkeiten. Das erfährt frau aber nur, wenn sie gezielt danach fragt.

Fun Fact: Gendergerechte Inkontinenz? Weit gefehlt!

Zumindest beim Mann wird Inkontinenz als Wirtschaftsfaktor erkannt. Manchester United ist ein Top-Club der englischen Fußball-Premier-League. Ende 2024 gab der Verein bekannt, seinen älteren Fans den Besuch im Stadion wieder ermöglichen zu wollen. Eine Studie hatte zuvor festgestellt, dass ältere und damit durchaus solvente Männer den Spielen fernbleiben. Blasenschwäche wurde als ein Grund genannt. Allein im englischen Fußball geht die Hälfte der Herren seltener ins Stadion, jeder siebte verzichtet ganz auf den Besuch. In einem 7-Milliarden-Euro-Business kommt da schon einiges an Verlust zusammen. Also hat Manchester sich einer Initiative angeschlossen, die Hilfsangebote macht. Ein Ergebnis: Ab sofort gibt es auf den Toiletten im Stadion kostenlose Männerbinden.[29] Über ähnliche Aktionen auf den Damenklos habe ich hingegen nichts gelesen.

Ich kann mich nicht erinnern, dass Beckenbodentraining, Blasenschwäche oder Tena Lady jemals sonst Thema in unseren Aperol-Spritz-Runden gewesen wäre. Bei Inkontinenz sind wir diskreter als beim Austausch über unser Gehalt. Wobei sich auch das wandelt: Sängerin Katy Perry spricht inzwischen ganz offen über ihre Inkontinenz, genauso wie dieser Mann: der Master of Horror, Stephen King. Bei ihm bin ich mir allerdings nicht sicher, ob er sich nicht einfach beim Schreiben seiner eigenen Bücher vor Angst in die Hose macht. Ich könnte das verstehen.

Medizinisch betrachtet wird eine Midlife-Blase in zwei Kategorien unterteilt.

Stressinkontinenz

Treppensteigen, heben, husten, lachen, joggen – Druck nach unten macht unserer Blase Druck. Es können nur ein paar Tröpfchen sein oder aber ein ganzer Strahl, der unkontrolliert rauskommt. Die Menge ist egal: Es ist Stressinkontinenz, auch wenn ich das lieber anders formulieren würde. Ursache sind oft zu schwache Muskeln rund um unsere Blase. Jede, die sich um das Beckenbodentraining nach einer Schwangerschaft gedrückt hat, wird sich spätestens jetzt ärgern. Aber auch zu viele Kilos, bestimmte Medikamente oder Verwachsungen im Genitalbereich können zum Stresspinkeln führen.

Dranginkontinenz

Manchmal funktioniert auch das Zusammenspiel von Nerven und Gehirn nicht mehr ganz richtig. Bestes Beispiel ist der Gang zur Toilette vor dem Schlafengehen. Auch wenn frau erst vor einer halben Stunde auf dem Klo war, drückt es, und zur Sicherheit gehen wir lieber noch einmal. In jungen Jahren ist so ein Verhalten eher selten, im Alter ein tägliches Ritual. Auch vermehrtes Aufstehen in der Nacht passt in dieses Muster.

Nice 2 know: Ursachen für Inkontinenz

Inkontinenz hat nicht nur mit unserem Alter und den hormonellen Veränderungen zu tun. Auch bei jüngeren Frauen kann die Blase schlappmachen, zum Beispiel durch starkes Übergewicht, nach Operationen im Harnbereich oder nach einer Geburt. Stundenlange Wehen, schwere Babys oder Mehrlingsgeburten leiern Muskeln und Gewebe aus. Auch nach einem Kaiserschnitt ist Inkontinenz deshalb möglich.

Bei einer ausgeprägten Dranginkontinenz allerdings passiert alles schneller. Kaum verspürt jemand den Drang, zur Toilette zu müssen, ist es zu spät. Die Dranginkontinenz kann medikamentös behandelt werden. Medizinisch sollten wir vorher aber auch abklären lassen, ob sich unsere Blase überhaupt komplett entleert.

Das hilft bei Blasenschwäche

Ein No-Go ist es, weniger zu trinken, um nicht so oft müssen zu müssen. Damit schadest du deinem gesamten Körper, denn wir sind vom Stoffwechsel bis hin zur Elastizität unserer Haut auf Flüssigkeit angewiesen. Was hilft, ist Folgendes – frau muss es nur machen …

Beckenbodentraining

Falls du Kinder hast und das Training nach der Geburt eher locker bis gar nicht angegangen bist: Willkommen bei der Midlife-Blase.

Spätestens jetzt solltest du ein paar Mal in der Woche auf dem Rücken liegen und dein Becken gen Himmel schieben. Kopf, Schultern und Füße bleiben am Boden, die Hüfte hebt ab. 30 Wiederholungen pro Einheit lassen deine Beckenmuskulatur langsam, aber beständig wieder ein wenig fester werden.

Sex oder Masturbation

Ladies, wir haben jetzt schon so viel Intimes geteilt, dass wir an dieser Stelle nicht mehr errötend die Seiten überblättern müssen. Wenn du deinen Orgasmus beobachtest, kennst du deine aktive Beckenbodenmuskulatur.

Nice 2 know: Mensch und Maschine

Wenn es mit etwas Geld zu verdienen gibt, ist die Industrie ganz weit vorne. In Drogeriemärkten kannst du kleine Silikonkegel kaufen, die du vaginal einführst, ähnlich wie einen Tampon. Wenn du deinen Beckenboden jetzt anspannst, soll durch den Widerstand die Muskulatur trainiert werden. Noch professioneller sind Beckenbodentrainer, die gleich mit einer App verkauft werden. Sie sehen aus wie Minivibratoren, enthalten Sensoren und werden via Bluetooth mit deinem Handy verbunden. Über die App gibt es verschiedene Übungen, die du spielerisch machen sollst. Wer nicht über 120 Euro ausgeben möchte, sollte erst mal die nächsten Tipps versuchen.

Sie zieht sich zusammen, wenn du zum Höhepunkt kommst, entspannt sich dann wieder. Ein astreines Beckenbodentraining. Mach es dir regelmäßig schön – ob mit oder ohne Partner!

Muskelprotzin

Das Anspannen deiner vaginalen Muskulatur kann helfen. Sei es beim Autofahren oder am Computer – egal, wo du sitzt, spann deine unteren Muskeln an. Das ist auch ohne Blasenschwäche übrigens eine super Idee und kann in jeder Lebensphase ganz ungeahnte Möglichkeiten beim Sex eröffnen. Vertrau mir. Gut ist diese Übung auch in ermüdend langen Konferenzen, denn sie verschafft uns einen aufmerksamen Gesichtsausdruck. Besser kann man die Arbeitszeit nicht nutzen. Zwei Minuten An- und Entspannung reichen für den Anfang und sind überraschenderweise anstrengend genug. Yoga, Schwimmen, Hula-Hoop-Reifen – es gibt vieles, das den Beckenboden trainieren kann. Wichtig ist regelmäßiges Training in kurzen Intervallen. 15 Minuten reichen erst einmal völlig.

Nice 2 know: Diese Sportarten besser sein lassen

Joggen, Trampolinspringen oder auch Gewichtheben belasten unseren Beckenboden. Bei einer starken Blasenschwäche sind das unter anderem Sportarten, die nicht geeignet sind. Besser, du startest sanft und mit Dingen, die du zu Hause machen kannst.

Toilettentraining

Klingt nach Kita-Einführungswoche, ist aber auch etwas für uns. Strullen nach Plan erleichtert deutlich die Schwierigkeiten bei Inkontinenz. Eine zu volle Blase überdehnt sich, auch ein Grund für unsere Undichtigkeit. Besser regelmäßig zum Klo gehen, und wer nicht dran denkt, kann sich vom Handyalarm erinnern lassen. Alle drei bis vier Stunden zur Toilette zu gehen, trainiert die Blase gut. Wenn du dann noch nach jedem Toilettengang wieder Wasser trinkst, machst du so ziemlich alles richtig.

Auf keinen Fall sollten wir jede Stunde zur Keramikabteilung rennen! Das kann uns in eine Dranginkontinenz bringen, weil wir Gewohnheitstiere sind, die so etwas schnell abspeichern (erinnere dich an den Harndrang vor dem Schlafengehen).

Drogenverzicht

Hoppla! Doch, wir sind alle auf Droge. Alkohol, Nikotin, Zucker oder Koffein zum Beispiel. Das sind alles Stoffe, die unsere Blase triggern. Wir sind erwachsen und entscheiden selbst, was wir davon nehmen. Es kommt wahrscheinlich auf deinen Leidensdruck an, ob und wie sehr du diese Drogen reduzieren willst.

Medikamentencheck

Das hatte ich lange nicht auf dem Zettel, aber es gibt Medikamente, die eine Blasenschwäche befeuern. Check den Beipackzettel bei allem, was du nehmen musst. Frage nach Alternativen oder ob ein Medikament überhaupt weiterhin genommen werden muss. Letzteres hatte ich im familiären Umfeld: Da wurden seit Jahren Pillen eingeworfen, die gar nicht mehr nötig waren.

Trockenheit im Süden – und was du dagegen tun kannst

Kommen wir zu einer weiteren Begleiterscheinung, die unser Dasein als Menopausenqueen mit sich bringen kann: Trockenheit in der Bikinizone. Die Schleimhäute im Genitalbereich werden mit zunehmendem Alter trockener, was sich beim Sitzen, Sport, Sex oder sogar einfach beim Tragen von Kleidung bemerkbar machen kann. Der Grund: Mit dem Sinken des Östrogenspiegels verändert sich auch die Durchblutung und Feuchtigkeitsversorgung des Gewebes.

Die gute Nachricht: Feuchtigkeitscremes oder Gele können helfen. Meist sind das östrogenhaltige Produkte, die du dir über deine Gyn verschreiben lässt. Mit ihnen wird für Elastizität und Geschmeidigkeit gesorgt. Es lohnt sich also, das Thema offen anzusprechen. Nicht so wirksam sind nach meiner Erfahrung Drogerieprodukte wie Vaseline. Klar, sie sind schnell zur Hand, rezeptfrei erhältlich und der Gang zur Kasse verursacht deutlich weniger Herzklopfen als das Gespräch mit der Gyn. Allerdings wirken diese Produkte oft nicht gezielt und langfristig wie medizinische Präparate.

Nice 2 know: Trockenheit 2.0

Trocken ist nicht gleich trocken. Die hier beschriebene Trockenheit ist meist vorübergehend. Die sogenannte Vaginaltrockenheit (oder Atrophie, s. Seite 105) hingegen beschreibt eine dauerhafte Veränderung der Schleimhaut – mit möglichen Beschwerden wie Juckreiz, Brennen oder Entzündungen.

Wassereinlagerungen – von einem Zyklus zum nächsten

Ich verliere zwar Wasser, horte es aber auf der anderen Seite. Da sag noch einer, dass das Altern nichts Überraschendes zu bieten hat. Sind unsere Hormone in Balance, regelt Östrogen eine optimale Verteilung von Wasser in unseren Zellen. Die sind frisch und genau richtig gefüllt. Schon mit der Prämenopause, also ziemlich früh in unserem wechselvollen Leben, ändert sich das. Die Brust kann genauso spannen wie die Jeans, ein erstes Zeichen von PMS. Grund ist die Östrogendominanz, wenn in unserem Zyklus Progesteron gelegentlich fehlt oder zu wenig produziert wird. Haben wir einen Östrogenüberschuss, werden unsere Zellen quasi mit Wasser nur so geflutet.

In exakt diesem Moment sitze ich seit ein paar Stunden am Schreibtisch – in meinen zauberhaften medizinischen Stützstrümpfen. Die habe ich während meiner Zwillingsschwangerschaft im Krankenhaus verpasst bekommen und sie führten bis kurz vor meinem 50. Geburtstag ein unauffälliges Leben in meiner Strumpfschublade. Dann kam das Wasser. Nicht via Blasenschwäche, sondern als Einlagerung.

Erst passten an manchen Tagen die Schuhe nicht mehr richtig, dann schwollen bevorzugt meine Waden an. Meine Beine sahen zwischenzeitlich aus wie die eines Nilpferds: kurz und aufgedunsen. Erneut hatte ich den Eindruck, dass die Wassereinlagerungen meinem Zyklus folgten: Sie kamen über ein paar Monate in etwa zur Zyklusmitte, dauerten vielleicht zwölf Stunden, waren unangenehm, aber nicht unaushaltbar. Bis ich einen Gyn-Termin bekam, war alles schon wieder vorbei. Einzig eine Sache hat sich gehalten: Wenn ich lange sitze, schalten meine Beine auf Sammelbecken. Aber inzwischen habe ich einen Notfallplan, um Einlagerungen auszulagern.

Das hilft bei Wassereinlagerungen

Zum Glück müssen wir die Wassereinlagerungen nicht einfach hinnehmen. Es gibt eine ganze Reihe von Maßnahmen, mit denen wir unserem Körper helfen können, überschüssige Flüssigkeit besser loszuwerden – alltagstauglich und ohne gleich zur Entwässerungstablette zu greifen.

Bewegung im Sitzalltag

Hier kommen ein paar Tipps für die Schreibtischfraktion unter uns. (Wenn du nicht dazugehörst, kannst du gleich zum nächsten Punkt blättern.) Stehe regelmäßig auf, und zwar nicht nur dann, wenn es dich zur Toilette zieht, um dein anderes Flüssigkeitsproblem anzugehen. Stell dir auch hier einen Handyalarm ein. Faustregel: Alle halbe Stunde fünf Minuten bewegen.

Meine Physiotherapeutin hat mir außerdem empfohlen, rund um den Schreibtisch für Bewegung zu sorgen. Mein Locher steht auf der Heizung, der Drucker neben der Tür. Ich muss jedes Mal aufstehen, wenn ich etwas brauche.

Nutze einen Sitzball statt eines Schreibtischstuhls. Das bringt Bewegung in den Beckenbereich und entlastet die Venen. Auch ein höhenverstellbarer Schreibtisch bringt Abwechslung in den sitzenden Alltag. Meiner Meinung nach sollten alle so etwas haben, und doch wird es in zu wenigen Firmen angeboten. Was ein Witz ist, denn die Dinger gibt es inzwischen ab circa 120 Euro. Bitte um solche Veränderungen in deinem Arbeitsbereich. Wenn es einen Betriebsarzt gibt, frage dort nach Möglichkeiten. Auch Stehpulte können helfen, ohne einen ganzen Arbeitsplatz umrüsten zu müssen. Für das Homeoffice lohnt sich vielleicht die Anschaffung eines Schreibtischaufsatzes, der schnell auf- und abgebaut ist.

Sport frei!

Alles, was deine Beine in Schwung hält, tut gut. Das kann auch der Zehn-Minuten-Spaziergang zum Supermarkt sein. Dem Thema Sport ist später noch ein ganzes Kapitel gewidmet. Aber wir können hier bereits festhalten: Gesund zu sein ist das Beste, was dir in den Wechseljahren passieren kann. Bewegst du dich regelmäßig, nehmen die Wassereinlagerungen ab oder verschwinden sogar.

Beine hoch nach einem bewegenden Tag

Umgekehrt darfst du die Beine hochlegen, wenn du dich beruflich viel bewegen musst und trotzdem Wassereinlagerungen bekommst. In meinem Umfeld gibt es solche Fälle zwar nicht, aber möglich ist alles. Fünf bis zehn Minuten auf den Boden oder auf die Couch legen und dann hoch an die Wand mit den Gräten, um die Gefäße zu entlasten.

Wechselduschen

In etwa so sexy wie Stützstrümpfe sind Wechselduschen. Aber: Don't knock it 'til you've tried it. Nicht nur im Sommer sind Wechselduschen ein super Venentraining. Durch den Wechsel von warm zu kalt trainierst du deine Gefäße, stärkst dein Immunsystem und beugst Thrombosen vor. Es geht nicht darum, jeden Tag stundenlang in der kalten Dusche zu stehen. Alle paar Tage Wechselduschen an den Beinen reicht. Starte weit weg vom Herzen an den Füßen und arbeite dich langsam an den Beinen hoch.

Achtung: Bei Vorerkrankungen, einem schwachen Kreislauf oder Herzproblemen frag erst in deiner Praxis nach, ob und wie du Wechselduschen machen kannst.

Hitzewallungen

Den Wechsel von warm zu kalt zu heiß gibt es übrigens auch ganz ohne Dusche. Wenn du schon einmal in den asiatischen oder südamerikanischen Tropen warst, kennst du das Gefühl: Kaum aus dem klimatisierten Flieger raus, wird man von einer plötzlichen Hitzewelle erfasst. Schweiß bricht aus, die Klamotten kleben in Sekunden an Rücken, Achsel oder Dekolleté fest. Ganz ähnlich funktionieren Hitzewallungen.

Endlich. Der Klassiker. Du hast diese Stelle gesucht, gib es zu. Jede von uns hat schon mal davon gehört. Was viele nicht gehört haben: Hitzewallungen sind keineswegs ein Must-have während unserer Wechseljahre. Etwa 85 Prozent der Frauen sind zwar unterschiedlich stark betroffen. Umgekehrt heißt das aber: 15 Prozent von uns haben nichts damit zu tun.[30]

Einige bekommen Hitzewallungen schon während der Zyklus noch läuft wie ein handgefertigtes Uhrwerk, andere erst weit nach Abberufung ihrer Periode. Meine Kollegin Annie wähnte sich eigentlich in Sicherheit, denn mit ihren kleinen und großen Wehwehchen schien sie in ihrem persönlichen Klimawandel schon durch. Doch sozusagen in der Nachspielzeit ihrer Menopause kamen bei ihr dann doch noch die Hitzewallungen.

Annie: »Ich bin wie ein defekter Heizkörper. Wenn ich heizen soll, falle ich aus. Wenn es warm genug ist, drehe ich mehr auf.«

Jede Hitzewallung – egal ob kurz, ob lang – beginnt mit einer ordentlich Portion Adrenalin. Unser Herzschlag beginnt dadurch schneller zu werden. Wir joggen quasi innerlich, ohne uns von der Stelle zu bewegen. Leider hat das nicht den Effekt, dass wir jetzt ausreichend Sport machen, sonst hätte ich diese Flushes extrem gefeiert. Wenn unser Herzschlag schneller wird, sind wir in Alarmbereitschaft. Biologisch absolut sinnvoll, denn es geht ums

Überleben. Adrenalin wird bei Stress freigesetzt, bei Anstrengung und bei der Erfassung einer potenziell gefährlichen Lage – aber auch bei überschwänglicher Freude, bei etwas Außergewöhnlichem. Auch ohne Wechseljahre hat jede von uns jetzt sicher Situationen im Kopf, wo eine kleine Welle über unseren Körper rollte und der kalte Schweiß ausbrach: die Freude über eine bestandene Prüfung, das scharfe Curry beim Inder letzte Woche oder das ungeplante Aufeinandertreffen mit dem Ex auf dem Weihnachtsmarkt. Ganz ähnlich laufen Hitzewallungen ab.

Hitzewallungen begannen bei mir rund um den Oberkörper. Die Haare an den Armen und im Nacken stellten sich auf, es wurde erst kühler, dann etwas wärmer. Diese Wärme wanderte zum Kopf, über Schultern, Brust, an den Armen hinunter zum Rücken. Mein Körper ging in den Schwitzmodus, das Adrenalin kickte offenbar voll. Kleine Schweißperlen bildeten sich zuerst an der Oberlippe, dann am Stirnansatz und schließlich auch unter den Armen bis zu den Kniekehlen. Dazu kam ein hochroter Kopf, der mich hat aussehen lassen wie ein Sumo-Ringer nach dem Aufstieg am Kölner Dom. Dieses Gefühl dauerte immer ein paar Minuten.

Hitzewallungen sind nicht schmerzhaft, aber mich haben sie tatsächlich an Wehen erinnert: Auch die kamen in Abständen, verschwanden dann wieder, um wiederzukommen. Über den Tag verteilt waren es etwa zwölf Hitzewellen, was heißt: Eine ganze Stunde täglich hat mein Körper Zeit gehabt, sich intensiv mit meinen Wechseljahren zu beschäftigen, statt mit der wesentlich sinnvolleren Verteilung von Fettdepots oder dem Auffüllen dieser Falten unter meinen Augen.

Nach der Hitze kam dann zum Ausgleich die Kälte. Stirn, Achseln, Kniekehlen, Pobacken – wo auch immer du schwitzt: Der Schweiß kühlt rasant ab. Unsere Temperatur geht genauso schnell wieder runter, wie sie raufgegangen ist. Bei mir kamen die Flushes im Sommer und brachten damit die völlig neue Erfahrung mit sich, bei 27 Grad im Schatten gelegentlich zu frösteln. Im Winter finden all jene von uns Hitzewallungen begrüßenswert, die ohnehin eher Frostbeulen sind. Nachts ist übrigens keine Ruhe angesagt. Die Wellen machen genauso wenig Pause wie unser Organismus. Bettdecken werden in dieser Phase überbewertet.

Selbstverständlich kommen die Wallungen in den unpassendsten Momenten: beim Meeting, im Kundengespräch, bei der Verlängerung des Personalausweises oder bei einer Beerdigung. Letzteres ist meiner Freundin Jenny passiert, die als Einzige einen hochroten Kopf auf dem Bild mit der Trauergemeinde hat. Immerhin ein Foto, das man nicht so schnell vergisst.

Nice 2 know: Hitzewallungen sind nicht »messbar«

Es heißt zwar Hitzewallung, aber wir bekommen kein Fieber. Unsere Körpertemperatur erhöht sich nur mäßig und gerade eben so, dass die Schweißproduktion angeregt wird. An unserer Stirn kann man eine Temperaturänderung während der Hot Flushes deshalb kaum nachweisen. Anders sieht es an unseren Fingern aus. Als Extremitäten sind sie ohnehin immer etwas kühler und weniger durchblutet als der Rest. Während einer Hitzewelle schwankt die Temperatur allerdings an dieser Stelle zwischen 27 und 33 Grad Celsius, was aus wissenschaftlicher Sicht ein großer Unterschied ist. Auf kalte Füße, die wir gelegentlich an die Waden unserer Partner andocken, haben die Hitzewellen übrigens keinerlei Einfluss. Die bleiben kalt und sind von der Natur offensichtlich unzureichend mitgedacht worden.

Das hilft bei Hitzewallungen

Als erste Hilfe möchte ich dir zwei Tipps mitgeben, die garantiert etwas bringen: Lass kaltes Wasser über die Handgelenke laufen. Solltest du die Möglichkeit haben, dann wirkt das Wunder und beruhigt durch den nervlichen Reiz die Wellen etwas. Außerdem kannst du viel trinken. Sobald die Hitze durch den Körper steigt, hat ein großzügiges Glas Wasser bei mir noch immer geholfen. Die Wellen hören nicht auf, sind aber für den Moment erträglicher.

Keine Frage: Solche Episoden sind ein Warnsignal. Unser Körper schreit nach einem hormonellen Ausgleich. Oft gibt es Zweifel, ob frau Hitzewallungen erkennt, wenn sie anfangen. Glaub mir: Du erkennst sie. Hundertprozentig. Spätestens, wenn du wie ich nach einer Zeit überlegst, ob die Badewanne nicht nachts die sinnvollere Schlafstätte ist. Die muss man wenigstens nicht ständig neu beziehen.

50er-Zone

Zu Recht stellt sich die Frage: Wozu der ganze Mist? Nun, es gibt auch Good News, etwa in Sachen Hitzewallungen: Wer sie schon früh und intensiv hat, wird vermutlich weniger Herz-Kreislauf-Erkrankungen bekommen. Unser Schweiß fließt also nicht umsonst. Eine Studie zeigt, dass viel Hitze in den Wechseljahren zu weniger Herzanfällen, Schlaganfällen oder Gefäßerkrankungen führt.[31] Damit räumt die Studie auch mit dem Vorurteil auf, dass Hitzewallungen dem Organismus schaden und zum Beispiel Blutdruck und Cholesterin ansteigen lassen. Bullshit. Durch zu wenig Forschung beim Thema Frauengesundheit entstehen solche Mythen.

Hormonabfall in der Menopause

Medizinisch ist in den Wechseljahren unser Hormonspiegel wichtig. Ein Test ist in der Perimenopause noch nicht sinnvoll. Die Hormone schwanken aufgrund unseres überwiegend regelmäßigen Zyklus stark. Das ändert sich jetzt in unserer Menopause. Hier kann ein Hormonstatus durchaus Aufschluss darüber geben, was deinem Körper gerade fehlt.

Nice 2 know: Bluttest zahlt die Krankenkasse

Wenn du gesetzlich krankenversichert bist, musst du in deiner Praxis Überzeugungsarbeit leisten. Frauenärztinnen und -ärzte raten selten zu Bluttests, um den Hormonstatus zu überprüfen, oder wenn, dann nur als private Leistung, die du aus eigener Tasche bezahlen sollst (IGeL-Leistung). Das haben mir zumindest unterschiedliche Frauen aus unterschiedlichen Ecken Deutschlands für dieses Buch geschildert. Oft werden die Betroffenen über Monate vertröstet, dass so ein Test trotz Menopause nicht nötig sei. Wenn das in einer Praxis gesagt wird, wird natürlich erst mal darauf vertraut. Es klingt nach »Zustand ist nicht so schlimm« und wirkt daher beruhigend, kann aber gleichzeitig Zeitverschwendung sein. Immerhin gehen wertvolle Monate ins Land, bis du Hilfe bekommst. Schildere deine Beschwerden und beharre darauf, dass bei akuten gesundheitlichen Problemen auch die gesetzliche Krankenversicherung die Untersuchung bezahlt.

Doch was passiert da eigentlich konkret in unserem Körper? Östrogen, Progesteron, Testosteron – dieses Dreigestirn sorgt für Karneval in unseren Wechseljahren. Während in der Perimenopause das Progesteron sinkt, nimmt Richtung Menopause auch das Östrogen ab. Östrogene werden hauptsächlich in unseren Eierstöcken produziert, die mit zunehmendem Alter in den Ruhestand gehen. Ich kann es ihnen nicht verdenken, denn wenn schon kein Ei mehr vorbeikommt, ist die tägliche Arbeit ja auch einigermaßen sinnlos.

Östrogene sind mitverantwortlich für unsere Stimmung, für starke Knochen, eine elastische Haut und für unseren Blutfluss. Vereinfacht gesagt: Wir sehen besser aus und können besser denken, wenn unser Östrogenspiegel stimmt. Unsere Blutgefäße sind geweitet, Sauerstoff wird in die Zellen transportiert. Gibt es hingegen zu wenig Östrogen, sind wir auf einem größeren Trip als manche nach der Cannabisfreigabe. Antriebslosigkeit, Vergesslichkeit oder Brain Fog werden deshalb mit zu wenig Östrogen in Verbindung gebracht. Das Hormon ist so etwas wie unser Stimmungsmacher. Östrogene beeinflussen Botenstoffe, die sogenannten Neurotransmitter, wie Dopamin, Serotonin und Noradrenalin. Grund genug, einmal einen kleinen Ausflug in diese Welt zu machen.

Starten wir mit dem Glückshormon Dopamin. Haben wir ausreichend davon, sprühen wir vor Energie; ist zu wenig da, geschieht das Gegenteil.

AUSREICHEND DOPAMIN	ZU WENIG DOPAMIN
+ gute Stimmung	– Stimmungsschwankungen
+ Ausgeglichenheit	– Müdigkeit
+ Konzentration	– Konzentrationsmangel
+ Leistungsbereitschaft	– Antriebslosigkeit

Achtung: Auf keinen Fall solltest du mithilfe von Nahrungsergänzungsmitteln Dopamin auf eigene Faust übermäßig erhöhen. Der Botenstoff sorgt für eine intensivere Wahrnehmung unserer Umwelt bis hin zu Wahnvorstellungen, Psychosen oder Schizophrenie. Im Prinzip ist es wie bei der Droge Ecstasy, die das Dopamin in unserem Körper ebenfalls kurzfristig pusht.

Kommen wir zum Serotonin, noch einem Glückshormon. Ob es da ist oder nicht, hat folgende Auswirkungen auf unseren Körper:

AUSREICHEND SEROTONIN	ZU WENIG SEROTONIN
+ intensiver Schlaf	– Angstzustände
+ gute Stimmung	– Depressionen
+ gesunder Appetit	– Migräne
+ gute Verdauung	– Verstopfung

Serotonin befindet sich nicht, wie oft vermutet, im Gehirn, sondern zu 95 Prozent in unserem Darmtrakt. Der Spruch »Liebe geht durch den Magen« ist also nicht ganz verkehrt. Bestimmte Lebensmittel wie Bananen, dunkle Schokolade oder Sojaprodukte können unseren Serotoninspiegel leicht erhöhen.

Und Noradrenalin? Was ist das nun wieder? Noradrenalin produziert unser Körper, angefeuert durch Östrogen selbst. Wird es von außen verabreicht, ist es allerdings ein Dopingmittel. In der Notfallmedizin wird der Stoff zum Beispiel eingesetzt, um den Blutdruck zu erhöhen und die Herzfrequenz zu steigern. Und so wirkt er sich in unserem Körper aus:

AUSREICHEND NORADRENALIN	ZU WENIG NORADRENALIN
+ Anpassung von Körperfunktionen unter Belastung	– überaktive Wahrnehmung
+ Konzentrationsfähigkeit	– Gedächtnisstörung
+ Gefäßerweiterung	– Herz-Kreislauf-Schwierigkeiten
+ Lust auf Sex	– gesteigertes Stressempfinden

Susanne: »Nennt mich einfach 1929 – die Große Depression.«

Du siehst: Östrogene und diese drei davon abhängigen Botenstoffe stehen im direkten Zusammenhang mit unserer Stimmung. Und die kann ziemlich im Keller sein.

Stimmungsschwankungen – erst himmelhochjauchzend, dann zu Tode betrübt

Es kann mit Antriebslosigkeit beginnen, mit Kopfschmerzen, mit einer gewissen Reizbarkeit. Alles gepaart mit einer Müdigkeit, die man sonst nur von langatmigen Elternabenden oder dem Lesen des letzten Kontoauszugs her kennt. Das Risiko, an Depressionen zu erkranken, ist für Frauen in der Perimenopause und Menopause deutlich erhöht. 20 bis 30 Prozent von uns durchleben eine depressive Phase oder sogar eine klinische Depression.

Neben dem Hormonmangel befinden wir Frauen uns in einer fatalen Gleichzeitigkeit der Dinge: Wir spüren das Älterwerden, sehen Falten und graue Haare, schlafen schlechter und fühlen uns wie gerädert. Uns verlässt nicht nur der letzte Rest Jugendlichkeit, sondern auch der Nachwuchs. Wenn wir denn welchen haben, dann sind wir zu diesem Zeitpunkt um die 50 – und Sohn, Tochter, Mehrlinge irgendwo um die 20 Jahre alt. Heißt, sie gehen ihre eigenen Wege. *Empty-Nest-Syndrom* nennt das die Wissenschaft, *Verlassenwerden* die meisten Mütter.

Auf der anderen Seite gibt es vielleicht noch unsere Eltern, die immer weniger fit sind. Hier dreht sich das Eltern-Tochter-Verhältnis. Oft müssen wir mehr Verantwortung für Mutter oder Vater übernehmen, werden zu einer Art Elternteil und sind weniger in der Kinderrolle. Es müssen unangenehme Diskussionen geführt und ebensolche Entscheidungen getroffen werden.

Das sind Bereiche, die uns psychisch fordern, während unser Körper ohnehin schon genug mit sich zu tun hat. Ich gebe an dieser Stelle weder schlaue Tipps noch pseudomedizinische Anweisungen, denn dazu ist das Thema zu ernst. Bei allem, was dich im Innersten trifft, suche dir Hilfe. Warte damit nicht. Schäme dich nicht. Du bist damit nicht allein. Expertinnen regt vor allen Dingen auf, dass weder Frauen noch Fachpersonal den hormonellen Zusammenhang dabei erkennen.[32] Meist werden Depressionen mit Medikamenten behandelt, statt in einem ersten Schritt auch den Hormonhaushalt zu analysieren und in Ordnung zu bringen.

Nice 2 know: Mögliche Ursachen für Depressionen

Allen Ärztinnen und Ärzten, mit denen ich für dieses Buch gesprochen habe, war eines wichtig: Hormone können für unsere Stimmungen und unsere Psyche verantwortlich sein, sie müssen es aber nicht. Viele Faktoren beeinflussen, ob wir uns gut fühlen, wie wir Krisen meistern oder wie viel Tatkraft wir täglich entwickeln. Die persönlichen Lebensumstände, familiäre Vorgeschichten – alles spielt mit rein, wenn es um unseren Kopf geht.

Da sind wir wieder bei der Frage nach den Kosten und was in unserem Gesundheitssystem bezahlt wird. Spoiler Alert: Frauenspezifische Probleme haben nicht immer eine Kostenziffer, und was nicht abgerechnet werden kann, existiert in der Medizinwelt nicht.

Schlaflos durch die Jahre

Gewichtszunahme, Kopfkino, Hitzewallungen – all das kann uns schon mal um unseren Schlaf bringen. Aber nicht nur das: Bei ausgeruhten Nächten kommt es auf Progesteron an. Doch damit sieht es rund um die Menopause ganz düster aus. Dabei lässt uns das Hormon entspannen und im Normalzustand auch gut durchschlafen. Ohne Progesteron sind unsere Nächte schneller vorbei, als wir »Gute Nacht« sagen können. Schlaflosigkeit, gerne mitten in der Nacht, ist die Folge.

Die Wachphasen können unterschiedlich lang sein. In Podcasts oder Social-Media-Gruppen schildern Frauen die ganze Bandbreite: von wenigen Minuten bis hin zu Stunden, die aufgeweckt im Bett verbracht werden. Die Schlaflosigkeit lässt unseren Körper schlechter regenerieren. Das fängt bei der Haut an und hört beim Gehirn auf. Zu wenig Schlaf bringt unseren Stoffwechsel aus dem Konzept. Muskeln, Organe, Knochen werden schlechter mit Sauerstoff und frischen Zellen versorgt. Jede Falte in meinem Gesicht steht also offenbar für die Stunden, die ich wach neben meinem ungebührlich gut schlafenden Partner verbracht habe.

> *Kerstin: »Ich kam in die Menopause und schlief wie ein Baby: nachts kaum.«*

Drei Tipps möchte ich dir mitgeben, um vielleicht doch die Nacht mehr schlafend als wach zu verbringen:

- Es gibt offiziell den Hinweis, so wenig wie möglich das Handy im Bett zu benutzen. Packt man also die kleinen sozialen Höllengeräte rechtzeitig weg, soll das mit dem Durchschlafen wie von selbst klappen. Sehe ich nicht so. Meine Devise lautet, insbesondere bei nächtlicher Schlaflosigkeit: Buch oder Handy raus. Wenn du nicht schlafen kannst, ist die Nacht ohnehin für den Moment ruiniert. Das wühlt mehr auf, als ein paar Minuten Nachrichten oder Social Media zu checken. Setz dir ein Zeitlimit und go. Ich halte nichts von Komplettverboten.

- Achte auf feste Abläufe. Geh zur gleichen Zeit ins Bett, steh in etwa zur gleichen Zeit wieder auf. Auch am Wochenende mit maximal 1,5 Stunden Differenz. Der Rhythmus tut unserem hormongestressten Körper gut.
- Progesteron kann unterstützend wirken. Frag in deiner Praxis, ob das Hormon sinnvoll ist, um deine Schlaflosigkeit ohne die medikamentöse Brechstange in den Griff zu bekommen. Lass dir Zusammenhänge erklären. Daran siehst du, ob sich deine Gyn oder dein Arzt damit schon häufiger beschäftigt hat.

Ich habe mir außerdem den ganzen Unsinn durchgelesen, dass frau bei Schlaflosigkeit langsam bis 100 zählen soll oder mit einem Tee zur Ruhe kommt. Lange ziehen lassen, möglichst mit Kräutern, die bei Vollmond zur Regenzeit in Südlage gepflückt wurden. Meine Energie hat nachts nie bis zur Küche gereicht. Und verzählt habe ich mich auch jedes Mal.

Good News immerhin: Die Schlaflosigkeit geht vorbei. Irgendwann. Außerdem können wir uns nach dem definitiven Ende unserer Periode sexuell verausgaben. Noch nie war Verhütung so einfach. Theoretisch, denn du solltest das im Detail mit deiner Gyn besprechen, um alle Eventualitäten auszuschließen. Bei mir wurden interessanterweise die Fingernägel deutlich fester mit zunehmendem Alter, Pickel waren kein Thema mehr. Dazu entdeckte ich den praktischen Nutzen von luftiger Kleidung und flachen Schuhen.

Queens Messages

Es klingt danach, als wäre gerade diese Phase unserer Wechseljahre ein Sammelbecken der körperlichen Grausamkeiten. Drücken wir es freundlicher aus, dann ist sie eine Challenge. Wichtig ist mir, dass du die Zusammenhänge im Kopf behältst, damit du dir bestmöglich auch selbst helfen kannst. Hier kommt ein Quickcheck, was in deinen 50ern in deinem Körper und Kopf passieren kann – plus erste Hilfe.

Body

- Die Menopause tritt ein.
- Es kommt zum Ovulationsende, die Periode hört auf.
- Östrogen und Progesteron befinden sich auf Low Level.
- Du leidest unter Hitzewellen, Wassereinlagerungen und nächtlichem Aufwachen.
- Inkontinenz kann uns den Tag und die Kleidung versauen.

Soul

- Unser Energielevel befindet sich nahe Null – wir sind erschöpft, müde, unkonzentriert.
- Von Frust bis Freude ist alles dabei – unsere Stimmung wird unberechenbar.
- Reizbarkeit und Traurigkeit sind unsere neuen Features.
- Selbsteinschätzung ist gefragt, um zu eruieren, wie stark die Beeinträchtigungen sind.
- Wir sind erleichtert, wenn die monatlichen Belastungen irgendwann langsam vorbeigehen.

Service

- Behalte deine Kalorien im Blick – mehr als 2000 sollten es pro Tag nicht sein.
- Wir befinden uns in einer sexuellen Revolution: Sobald deine Gyn das Okay gibt, braucht es keine Verhütung mehr.
- Praktiziere Hautpflege als tägliches Ritual.
- Beckenbodentraining stärkt auch dein Selbstbewusstsein.
- Eine Hormonbestimmung kann bei schwerwiegenden Symptomen jetzt sinnvoll sein.

Es ist nur ein schwacher Trost, aber auch diese Phase geht vorbei. Zu dem, was als Nächstes kommt, gibt es allerdings in der Wissenschaft ganz unterschiedliche Meinungen. Denn wie und ob überhaupt Hormone dauerhaft genommen werden sollten, ist umstritten.

PANIKMODUS

Bei allem rund um unsere Wechseljahre fallen Sätze wie: »Da müssen wir durch!« Oder: »Das haben schon unsere Großmütter überlebt.« Totaler Quatsch, wenn du mich fragst.

Niemand muss durch irgendetwas – und schon mal gar nicht allein. Als Teenager haben wir schließlich auch nervige Periodenbeschwerden in der Mädelsgruppe diskutiert, und als junge Mütter waren Dammschnitte beim morgendlichen Cappuccino kein übermäßig abstoßendes Thema. Aber Hitzewellen, Sturzblutungen oder Scheidentrockenheit sind offenbar noch nicht einmal unter uns Frauen gesellschaftsfähig.

Dabei sind wir alle Teil dieses Menoversums. Nicht jede von uns hat Kinder, nicht jede geht gesund durch das Leben, nicht jede spürt die Menopause gleich stark, aber in die Postmenopause kommen wir ab einem bestimmten Alter alle. Es ist unser großes, verfluchtes Finale.

Sixtysomethings should listen

Gaby: »Unblutbar und ein Feierbiest!«

Postmenopause klingt wie häusliche Absonderung zu Corona-Zeiten: technisch, bürokratisch und frau sollte froh sein, wenn es vorbei ist. Wir sind definitiv in der Postmenopause, wenn unsere Sätze mit »In unserem Alter ...« anfangen. Sagt zumindest meine Kollegin Gaby, und sie muss es wissen: Gaby ist über 60 und stolze »Unblutbare«, wie sie es vortrefflich ausdrückt.

Kann ich Postmenopause?

In unserem Alter, also bei Frauen 60+, regt Gaby vor allem auf, dass es in Bezug auf den weiblichen Körper nur zwei Wahrnehmungen gibt: alt und unbrauchbar. Wir Frauen haben die Neigung, diese Wahrnehmung noch zu verstärken.

Hilfreich für den Umgang mit unseren Wechseljahren wäre ein Gespräch mit derjenigen, die das alles schon kennt und die uns ziemlich nahesteht: unserer Mutter. Aber solche Gespräche gab es oft nicht einmal in unserer Jugend. Schambehaarung, Erektionen oder alles sonst rund um unsere Pubertät wurde weniger diskutiert als Homosexualität im Profi-Fußball. Undenkbar, dass wir in familiärer Offenheit über Sex, Rücken-Akne und Scheidenausfluss gesprochen hätten. Die Zeitschrift *Bravo* hatte in meiner Generation deutlich mehr Anteil an der Aufklärung als gestotterte Fragen an Mutti und Vatti.

Obwohl sich das Verhältnis zwischen Kindern und Eltern mit den Jahren verändert – und wir gehen jetzt von einem halbwegs intakten Familienumfeld und noch lebenden Elternteilen aus –, sind Unterhaltungen über alles rund um unsere intimen Belange noch immer die große Ausnahme.

Sabine: »Meine Mutter vergisst inzwischen leider total viel. Aber unser Gespräch über ihre intimsten Programmabläufe hat sie abgespeichert. Sie frotzelt gelegentlich, ob ich noch Fragen hätte, nur um mich im nächsten Augenblick zu fragen, wo unser Kater ist. Der ist schon seit zwei Jahren tot.«

Kaum jemand fragt bei seiner Mama nach, wie sie die Wechseljahre und die Zeit nach ihrer Periode erlebt hat. Dabei geben solche Gespräche einen guten Einblick in das, was uns vielleicht noch bevorsteht. Und: Solche Gespräche bringen uns näher. Selbstverständlich habe ich mit meiner Mutti bis heute kein Wort über Bauchfett, trockene Schleimhaut oder Vaginalpilze gewechselt.

Die Unsichtbaren

Und dann ist da eine Begleiterscheinung in der Postmenopause, zu der ich so gar nichts in der Fachliteratur gefunden habe. Dabei betrifft sie überwiegend Frauen spätestens ab Anfang 60. Wir werden mit zunehmendem Alter unsichtbarer.

Das geht in der Bar los, wenn frau am Tresen sitzt, oder im Büro, wenn jüngere Kolleginnen nachrücken. Es passiert beim Einkauf oder im Wartezimmer. Je älter wir werden, umso mehr scheinen wir in einer auf Jugend optimierten Welt Beiwerk zu werden. Beim Mann heißt Älterwerden oft, als kompetenter und erfahrener wahrgenommen zu werden. Männern werden Aufgaben zugetraut, wie Führungskraft oder Präsident. Das zeigt für meine Begriffe, wie sehr man sich beim Altern irren kann.

Bei Frauen heißt Älterwerden, dass sie als weniger leistungsstark und weniger attraktiv betrachtet werden. Eine US-amerikanische Studie will genau das herausgefunden haben. Mithilfe von KI zeigten Fotografien so realistisch wie möglich den Alterungsprozess von unterschiedlichen Personen. Die Attraktivität wurde unterteilt in ein Punktesystem. Das Ergebnis: Je älter die Menschen optisch wurden, umso weniger attraktiv erschienen sie den Teilnehmenden. Frauen wurden dabei deutlich schlechter beurteilt als Männer.[33]

Das ist übrigens ein Phänomen, das einige von uns ganz ohne Studie bestätigen können. Social Media, Werbung, Beleuchtung in Restauranttoiletten – alles ist ausgerichtet auf Frauen, die möglichst nicht älter als 31 Jahre sein sollten. Jung, strahlend, hormonprall. Besagte Studie zur Attraktivität im Alter stammt übrigens von plastischen Chirurgen, die ihr Geld natürlich mit mehr Frauen als Männern auf dem OP-Tisch verdienen. Das ist in etwa so, als würde ich eine Studie zu einem Leben ohne Schokolade veröffentlichen. Das Ergebnis wäre im Vorfeld klar, denn so ein Leben ist möglich, aber sinnlos.

Bei allen Zweifeln erlebe ich die meisten Frauen in dieser Lebensphase gefasst. Manche sind sogar erleichtert, dass der Druck des Jungseins weg ist. Frau muss nicht mehr begehrenswert erscheinen, sie muss sich nicht mehr vergleichen oder für andere eine bestimmte Rolle erfüllen. Make-up, Kleidung, Haushalt, unbezahlte Überstunden bei der Arbeit, wenn nicht sogar die gesamte Lebenssituation – alles steht auf dem Prüfstand. Das heißt nicht, dass wir uns gehen lassen. Aber wir entscheiden deutlich selbstbewusster, wann wir welchen Aufwand betreiben wollen und was uns das bringt. Unser Auftreten wird bestimmter. Nix Silberrücken, sondern Kratzbürste. Wir verlangen etwas, das uns in jüngeren Jahren nicht immer entgegengebracht wird: Respekt.

Erwartungshaltung

Die Postmenopause ist ein Thema, bei dem ich aus eigener Erfahrung noch nicht mitreden kann. Im Moment bin ich noch keine Unblutbare, obwohl es wahrscheinlich nicht mehr lange dauert. Die 60 ist zudem in Sichtweite, aber ich bin noch so weit entfernt, dass ich mich selbstverständlich eher wie eine 49-Jährige fühle.

Wobei ich allerdings jetzt schon mitreden kann: Meine Haut scheint schon mal probeweise in den Ruhestand zu gehen. Falten, Trockenheit und Cellulite haben sich jedenfalls schon gemütlich eingerichtet. Offenbar haben sie andere Erwartungen ans Älterwerden als ich.

Falten, Füße, Cellulite

Die Haut ist nicht nur unser größtes Organ, sondern auch seit frühester Kindheit ein ganz guter Indikator dafür, was bei uns los ist. Allergien machen sich nicht umsonst genau da zuerst bemerkbar. An ihr können wir aber auch ohne Perso das Alter ablesen, denn bei allen Straffungsmethoden gibt es Stellen am Körper, da ist Leugnen zwecklos. Ladies, in der Postmenopause entwickeln wir die meisten Falten.

Bei den Östrogenen sorgt Östradiol jahrzehntelang für Kollagen, das sich immer wieder neu bildet und unsere Haut straff hält. Dazu steuern Östrogene unseren Wasserhaushalt und verteilen Feuchtigkeit an die richtigen Stellen.

Wenn die Hormone ihren Tiefpunkt erreichen, kann man uns das ansehen. Unsere Haut ist trockener als Loriots Humor und schlaffer als die vergessene Schlangengurke im Gemüsefach. Die Haut verändert sich, egal ob am Ellenbogen, am Hintern oder in unserem Gesicht. Schlupflider können sich zum Beispiel neu bilden oder verstärken. An den Wangen kann die Haut rötlich sein, kleine Äderchen zeigen sich.

Eine andere Problemzone: unsere Füße. Der Mangel an Östradiol kann hier tiefgehende Folgen haben, denn die Hornhaut um die Fußsohlen wird rissig, vor allem rund um den Fersenbereich. Das ist nicht nur unangenehm, sondern heilt ohne Behandlung auch wahnsinnig schlecht ab. Kaputte Füße und Hormonmangel ist auch etwas, das nicht direkt in Zusammenhang gebracht wird. Direkt unter der Haut liegt unser Bindegewebe. Das ist so etwas wie der Airbag in unserem Körper. Das Bindegewebe umschließt Organe, verbindet Zellen, hält Knochen an der richtigen Stelle und ist auch sonst hübsch anzuschauen. Es sei denn, die Hormone knicken ein.

Fun Fact: Gletscherspalten im Fußbereich

Ich dachte immer, dass es in der Fußpflege zum Wort Schrunden kaum eine Steigerung gibt. Damit sind die rissigen Stellen an den Fersen gemeint, die in der Hornhaut entstehen können. Bis ich mitbekommen habe, dass in einigen Podologie-Praxen in diesem Zusammenhang von Gletscherspalten gesprochen wird. Wer also eine zerklüftete Landschaft im Klimawandel sehen will, muss nicht mehr in den Himalaya reisen. Der Blick auf Füße von Frauen in der Postmenopause reicht offenbar völlig.

Fun Fact: Männer mit Orangenhaut

Männer haben auch Cellulite, aber bei Weitem nicht so oft und so stark wie manche Frauen. Der weibliche Körper ist insgesamt elastischer angelegt, was für Schwangerschaft und Geburt ja auch von Vorteil ist. Beim Mann sind Blutgefäße und Fettzellen deutlich straffer, das Östrogen spielt im Hormonhaushalt keine große Rolle. Zudem laufen die männlichen Bindegewebsstränge netzförmig, senkrecht und waagerecht. Bei Frauen sind die Stränge parallel angelegt mit Zwischenräumen, die für die Elastizität sorgen. Alles in allem sieht man deutlich weniger Männer mit einer Mondlandschaft auf der rechten wie linken Pobacke. Gerecht ist das nicht.

Durch Östrogenmangel schrumpfen die Zellen, und das hat deprimierende Orangenhaut zur Folge. Zugegeben: Das ist kein exklusives Postmeno-Problem. Es kann sich aber durch den hormonellen Wellengang verstärken. Bindegewebe ist also auf der einen Seite notwendig, kann auf der anderen Seite ein optisches Ärgernis sein.

Haare – oben licht, unten wild

Fehlendes Östradiol wird auch für den vermehrten Haarausfall in unserer Postmenopause verantwortlich gemacht. Das kennen Mütter nach einer Schwangerschaft, wenn man sich aus den ausgefallenen Haaren spätestens nach einer Woche locker eine Perücke knüpfen könnte. Nach der Geburt verlieren wir zwar Haare, aber die wachsen immerhin nach. Diese Hoffnung würde ich in der Postmenopause nicht wecken. Allein der morgendliche Griff zu Bürste oder Kamm kann Beklemmungen verursachen. Wir sehen unsere Haarpracht dünner, schütterer werden. Vor allem am Haaransatz rund um den Scheitel fällt das auf. Jedes verlorene Haar wird bei mir inzwischen mit einer Mischung aus Trotz und Anteilnahme im Mülleimer verabschiedet.

Haarausfall ist ein heikles Thema, zumal es eher als männliches Problem gesehen wird. Frauen, die ihre Haarpracht verlieren, werden kaum thematisiert – weder in der Medizin noch in der öffentlichen Wahrnehmung, etwa auf Social Media oder in der Werbung. Wo der Mann immerhin selbstbewusst seine Glatze zeigen kann, ist eine Frau mit lichtem Haar so etwas wie eine Norddeutsche im Dirndl: extrem selten. Östradiol sorgt in unseren fruchtbaren Jahren für einen festen Haarwuchs. Sinkt dieses Hormon, verlieren die Haarwurzeln den Halt und die Haare fallen aus.

What 2 do: Haarausfall abklären lassen

Haarausfall ist kein Fall für deine Gyn. Bei starken Beschwerden solltest du zur Dermatologie. Nur hier kann ausgeschlossen werden, ob nicht vielleicht doch eine Erkrankung oder ein Pilz dahintersteckt. Mittelchen zum Haarwuchs, die im Netz beworben werden, können die eigentlichen Ursachen nicht bekämpfen.[34] Wichtig ist, dass du so schnell wie möglich beim Hautarzt bist, denn Haarwurzeln können nicht neu gebildet werden.

Es ist nebenbei bemerkt eine krasse Fehlplanung der Natur, dass wir auf der einen Seite Kopfbehaarung verlieren, auf der anderen Seite mehr Haare bekommen. Mit Beginn der Menopause mutieren manche zu einem 15-jährigen Teenager – nur leider einem männlichen. Auf Oberlippe, Stirn oder den Wangen bildet sich ein zarter Flaum, der im Gegenlicht voll romantisch schimmert. Und voll nervt.

Beyoncé:
»If I were a boy, only just for a day.«

Die Gründe dafür sind ähnlich wie bei Pubertierenden: Testosteron. Unser drittes Sexualhormon war bislang für unseren Muskelaufbau, die Lust auf Sex und einen angebrachten Tatendrang verantwortlich. Während Östrogene und Progesteron in unserer Menopause sinken, schlägt in der Postmenopause die große Stunde des Testosterons. Das sinkt zwar auch, kann aber dennoch höher bleiben als die anderen beiden, da es auch in der Nebennierenrinde und nicht nur in unseren Eierstöcken produziert wird.

Nice 2 know: Mit Hormonen gegen Haarausfall

Haarausfall allein ist kein Grund für eine hormonelle Behandlung. Solltest du allerdings eine Hormonersatztherapie, kurz HRT, in der Postmenopause in Erwägung ziehen, kann die auch auf den Haarausfall ausgerichtet sein.[35] Was generell für oder gegen eine HRT spricht, dazu mehr im Kapitel Alltagsaufgaben (s. Seite 118).

Vom markigen Auftreten bis hin zur nötigen Rasur ist bei uns jetzt alles möglich. Aber nicht nur im Gesicht neigen wir zu disziplinlosem Haarwuchs. Frauen berichten von unnötigen Haaren an den Innenseiten ihrer Oberschenkel und den Unterarmen.

Silent Disease Osteoporose

Weniger Testosteron heißt auch weniger Muskeln, womit wir zu einem anderen Problem der Postmenopause kommen. Osteoporose ist eine Erkrankung, bei der die Dichte unserer Knochen abnimmt. Sie werden dünner, poröser, können leichter brechen. Fehlen die Muskeln, die unsere Knochen schützend umgeben, kann unser erkrankter Bewegungsapparat deutlich leichter nachgeben.

Knochenschwund betrifft zunehmend ältere Menschen, genauer gesagt ältere Frauen. Weltweit haben etwa 33 Prozent aller Frauen schon einmal einen Ermüdungsbruch durch Osteoporose gehabt. Bei Männern sind es mit circa 20 Prozent deutlich weniger Betroffene. Die Erkrankung wird auch *Silent Disease* genannt, da die wenigsten Patientinnen und Patienten sie so richtig wahrnehmen können. Knochenschwund bemerkt man erst, wenn die Hüfte, der Rücken oder die Handgelenke angeknackst sind.[36]

Wie viel dabei Veranlagung ist und wie viel durch den Hormonmangel in der Postmenopause dazukommt, ist noch nicht abschließend in der Wissenschaft geklärt. Das kann uns aber auch herzlich egal sein, wenn wir befürchten, dass wir in die Kategorie Osteoporose-Patientin fallen. Natürlich hilft auch da der Blick auf unsere engsten Verwandten. Wenn Mutter, Großmütter, Schwestern, Tanten jenseits der 60 deutlich kleiner geworden sind, einen Buckel entwickelt haben oder extreme Schmerzen im Rücken, dann ist die Chance hoch, dass sie an Osteoporose erkrankt sind. Nicht immer ist die Krankheit so benannt oder früher auch diagnostiziert worden. Deshalb ist es erst einmal wichtig, deine Verwandtschaft zu beobachten, um die Lage für dich selbst einzuordnen.

Nice 2 know: Risiko hängt von der Herkunft ab

Osteoporose hat auch etwas mit unserer Herkunft zu tun. Studien belegen, dass überdurchschnittlich viele weiße Frauen betroffen sind. Die meisten Brüche aufgrund von Knochenschwund gibt es in dieser Gruppe. Zum Vergleich: Asiatische und hispanische Frauen sind zu 25 Prozent weniger von Brüchen betroffen, Schwarze sogar bis zu 50 Prozent weniger.[37] Schwarze Frauen haben eine deutlich höhere Knochendichte als weiße. Es wird vermutet, dass zum Beispiel Vitamin D damit zusammenhängt und dass es Unterscheide bei der Aufnahme gibt. Gerade dieses Vitamin sollte aber nicht unkontrolliert genommen werden. Mehr dazu findest du auf Seite 122.

Auch die Neigung zu Knochenbrüchen ab 40 Jahren kann ein Indiz sein. Wenn dir die Begriffe Orthese, Plattenosteosynthese oder Haarrisse bekannt sind, dann hast du mit Knochenbrüchen offenbar schon Erfahrungen gemacht. Solltest du den Verdacht haben, dass deine Knochen sehr leicht knacken, besprich das mit Fachleuten, die im Zweifel auch entsprechende Tests anordnen können. Eine Knochendichtemessung wird im sogenannten DXA-Verfahren durchgeführt. Ein Ultraschall ist in diesem Fall nicht so genau und wird nur angewendet, wenn nirgendwo im näheren

Umkreis ein DXA-Verfahren durchgeführt werden kann. Überlege dir, ob sich für eine genaue Diagnose nicht doch ein weiterer Weg in eine Klinik oder Fachpraxis lohnt.

Fun Fact: Schwere Knochen?

Im Vergleich zu Männern haben wir Frauen ein leichteres Knochengerüst.[38] Wenn Männer also sagen, sie hätten schwere Knochen, ist das richtig. Meistens hört man den Satz aber doch eher von Menschen, die mit ihrem Gewicht zu kämpfen haben.

Vaginale Atrophie: Trockenheit 2.0

Blasenschwäche und Jucken rund um unsere Vagina und Vulva sind für erfahrene Menopausierende nichts Ungewöhnliches mehr. Das kann schon in der Perimenopause losgehen und ist alles eine Vorbereitung auf eine ganz fiese Nummer, die in der Postmenopause 70 Prozent aller Frauen betrifft. Spätestens dann kann unsere Vagina durch den Hormonmangel so trocken werden, dass sie schrumpft wie ein zu heiß gewaschener Pulli. Vaginale Atrophie nennen das die Fachleute.

Als hätten wir nicht schon jahrelang genug zu tun gehabt mit Periode, Stimmungsschwankungen und Brain Fog, mit trockener Haut und Wasser in den Füßen. Jetzt kommt auch noch eine Engstelle zwischen unseren Beinen dazu. Atrophie bedeutet Verkleinerung und passiert an der Vagina, weil sich das Gewebe durch den Hormonmangel zurückzieht. Unsere Vagina wechselt von zart, feucht, elastisch zu trocken, untröstlich, erschlafft. Der

Zustand ist nicht nur unangenehm, sondern kann für uns untenrum häufigere Entzündungen oder Pilzinfektionen bedeuten. Die Haut rund um die Vulva wird so empfindlich, dass schon das Abtupfen auf der Toilette unerträglich erscheint, von Sex oder vaginalen Untersuchungen bei der Gyn ganz zu schweigen. Eine Freundin hat es einmal so beschrieben:

Anja: »Ich hätte nicht gedacht, wenn da unten alles trocknet, dass auch gleich mit abgeschlossen wird.«

So blöd es klingt, aber die vaginale Rückbildung kannst du auch riechen. Der Geruch unserer Vagina verändert sich über die Jahre. Bei einigen von uns kommt eine Zeit, da wird er streng, säuerlich, auf jeden Fall anders, als wir es gewohnt sind. Als Unblutbare bekommen wir jetzt vielleicht Ausfluss, der gelblich und fester ist als vorher.

Nice 2 know: Cremes helfen nicht!

Cremes oder Gele aus der Drogerie helfen bei dieser vaginalen Trockenheit so gut wie gar nicht. Sie können den Sex angenehmer machen, bekämpfen kurzfristig das Symptom, aber nicht die Ursache. Ich will es einmal so sagen: Einen Hausbrand würden wir auch nicht mit einer Teekanne unter Kontrolle bekommen.

Das ist alles kein Grund zur Panik, aber ein Grund, in deiner Praxis vorstellig zu werden und auf eine mögliche Atrophie hinzuweisen. Nein, nicht jeder Frauenarzt und jede Frauenärztin kommt von sich aus auf dieses Krankheitsbild. Sei nervig! Sonst passiert wieder monatelang nichts.

What 2 do: Alternativen für Down Under

Deine Gyn wird wahrscheinlich zur Östrogencreme raten. Sie wird regelmäßig vaginal aufgetragen, um Feuchtigkeit wiederherzustellen. Alternativen können Hyaluron-Produkte sein. Richtig, die, die sonst unsere Fältchen im Gesicht reduzieren. Vaginal sollen sie die Schleimhäute feucht halten. Es gibt Cremes, Zäpfchen, manche ästhetische Hautarztpraxen spritzen den Stoff auch in die Vaginalwand. Langfristig ersetzen solche Produkte aber nicht einen Hormonmangel.

Ein Hauch von fies – Mundgeruch

Der Geruch ist ohnehin noch so ein Thema, das aus meiner Sicht viel zu wenig beachtet ist. In der Postmenopause kann sich unser Atem deutlich verschlechtern. Das liegt zum einen daran, dass unsere Zähne schlechter werden können. Feuchte Schleimhäute geben unseren Zähnen Halt. Werden die Schleimhäute trockener, ist das wie bei einer Topfpflanze, deren Erde trocken ist: Sie beginnt zu wackeln. In der Folge können Entzündungen entstehen – und genau die wirken sich wiederum auf unseren Atem und die allgemeine Mundgesundheit aus.

Unser Speichelfluss kann durch den Mangel an Östrogenen ebenfalls beeinflusst sein, weshalb es Bakterien im Mund deutlich einfacher haben. Mundgeruch kann die Folge sein, und ich bin mir nicht sicher, wie viele Zahnärzte und Zahnärztinnen die Postmenopause bei der Mundhygiene mitdenken.

What 2 do: Mehr als bürsten

Zähneputzen hilft – wir gehen jetzt von zweimal am Tag aus. Zusätzlich wird empfohlen, den Speichelfluss anzuregen. Zuckerfreie Kaugummis bringen etwas, genauso wie Ölziehen alle paar Tage. Dabei wird ein Lebensmittelöl durch die Zähne gezogen und spült alle Zwischenräume. Bakterien haben es so schwerer, sich festzusetzen. Super Nebeneffekt: Wer das Öl schluckt, schmiert damit auch seine Schleimhäute bei Husten.

Nice 2 know: Wenn das Essen nicht mehr schmeckt

Über die Schleimhäute werden auch unsere Nervenzellen reguliert, die für das Schmecken zuständig sind. Je älter wir werden, umso weniger dieser Nervenzellen haben wir. Salzig, süß, umami lassen sich nur noch schwer unterscheiden. Das Essen schmeckt fade, weshalb ganz alte Leute auch nicht mehr gerne essen.

Falls du jetzt überhaupt noch Lust hast, weiterzulesen, denk immer daran, dass die hier aufgeführten Symptome auftreten *können*, nicht *müssen*.

60er-Zone

Die Sache mit den 60ern ist ja die: Man schummelt sich zwar öfter mal ein paar Jahre jünger und das eigene Alter ist zeitweise für andere ganz dünnes Eis. Aber mit dem Abschied vom Östrogen zieht oft auch ein ganz neues Lebensgefühl ein. Es heißt: *Ist mir doch egal.* Und das steht uns verdammt gut.

Die Sache mit dem Alter

Das Modifizieren des wahren Alters ist eine bemerkenswerte Taktik, die wir Frauen beherrschen. Ich war jahrelang 39, bevor ich ganz überraschend 48 wurde. Jetzt bin ich offiziell 49 und werde irgendwann als Anfang-60-Jährige aufwachen und dann für mindestens zwei Jahrzehnte bleiben. Meine Freundin Andrea macht das cleverer: Sie packt auf ihr wahres Alter immer mindestens acht Jahre drauf und erntet oft Lob, wie fantastisch sie *dafür* aussähe. Eine deutlich bessere Strategie, da ein positives Gefühl hängenbleibt.

Wir sind keine Zahl, aber natürlich geht es bei allem rund um unsere Wechseljahre auch um unsere Unsicherheit beim Älterwerden. Erst hatte ich hier »beim Altern« geschrieben, aber »Älter*werden*« enthält noch so einen Funken Zukunft und Selbstbestimmung. Mit Einsetzen der Wechseljahre hat sich nicht nur mein Hormonhaushalt verändert. Ich fühle mich nur noch eingeschränkt zurechnungsfähig. Wenn du wie ich im Baumarkt an der Info minutenlang nach dem richtigen Wort für *Wandfarbe* suchst, wenn du beharrlich vergisst, die Überweisung fertig zu machen oder die Eierschalen statt der Eier in deinen Salat wirfst, dann bist du wütend, geladen wie ein Kieslaster. Niemand hat dafür größeres Verständnis als ich.

Dennoch – und das bemerkst du hoffentlich auf allen Seiten dieses Buches – bin ich der Mensch, dessen Glas grundsätzlich halbvoll ist. Für mich sind die Wechseljahre ein Abenteuer, ähnlich wie die Geburt meiner Kinder. Mal ehrlich: Wo sonst bekommt frau eine kostenlose Heizung und nervliche Eskalation frei Haus geliefert? Wenn mein Körper allerdings Anarchie will, dann bitte zu meinen Konditionen.

Bye-bye, Östrogen, hello SDS

Die richtige Einstellung ist Kopfsache und verdammt schwer. Ein Interviewgast meiner Sendung hat das einmal so beschrieben:

> »Wenn du krank bist, dann hast du die Hoffnung, wieder gesund zu werden. Aber wenn du alt bist, dann kannst du nicht mehr darauf hoffen, wieder jung zu sein.«

Die Endgültigkeit, mit der Dinge zu Ende gehen, kann schmerzen und führt uns jeden Tag vor Augen, dass wir in unserem letzten Lebensdrittel sind. Obwohl ich an dieser Stelle den Begriff zweite Lebenshälfte bevorzuge. Das klingt nach länger. Altern lässt die wenigsten kalt, auch wenn wir uns mit zahlreichen Ü50-Partys dagegenstemmen. Die übrigens bald Ü60-Partys heißen und zu denen ich natürlich ebenfalls hingehen werde, um zu Die Ärzte auszurasten oder David Bowie zu huldigen. Bridget Jones ist inzwischen Mutter und sucht immer noch nach dem richtigen Weg, mit dem Leben, gutem Sex, Hugh Grant und den ersten Alterserscheinungen fertigzuwerden.

In den letzten Monaten habe ich mit ganz unterschiedlichen Frauen über Weiblichkeit, ihr Leben und das Älterwerden gesprochen. Die Gespräche liefen immer nach demselben Muster ab: ein paar Fragen zu Wechseljahren. Zurückhaltung auf der anderen Seite. Peinlich berührtes Gelächter. Zweifel, Öffnung, Erzählmodus an.

Vieles haben diese Frauen, denen ich hier ausdrücklich danken möchte, zum ersten Mal überhaupt in Worte gefasst. Einiges verwende ich mit Sicherheit nie, weil es sehr intime Schilderungen waren. Anderes darf und soll ich raushauen, um anderen Mut zu machen und zu zeigen: Wir sind viele.

Ich bin mit Doktor Freud weder bekannt noch verschwägert, habe aber eine Feststellung gemacht: Je fester frau im Leben steht, umso leichter kommt sie offenbar durch ihren persönlichen Klimawandel. Symptome sind nicht *nicht da*, aber sie sind geringer und werden pragmatischer angenommen. Die Bitte um Hilfe ist schneller ausgesprochen, das eigene Verhalten wird optimiert oder geändert. Ausgerechnet ein sinkendes Hormon lässt dabei unsere Stimmung steigen: Östrogen.

Östrogene werden nicht nur von unserem Körper geschätzt, sondern auch von unserem Umfeld. Sie sorgen jahrelang dafür, dass wir Frauen in den Kümmerer-Modus schalten. Wir buchen den Tisch für das Abendessen, haben ein offenes Ohr für die Freundin, den Partner oder das Haustier. Wir organisieren Kindergeburtstage, Urlaube und Dienstpläne, gehen zu Elternabenden und Schulfesten.

Wenn Fragen zum Nachwuchs sind, rufen 95 Prozent der Leute bei uns Müttern und nicht den Vätern an. Wir ärgern uns mit dem Vermieter, der Krankenkasse oder den Nachbarn herum. Kurzum: Wir kümmern uns und fühlen uns verantwortlich. Auch wenn's schiefläuft. Manche Frauen schaffen es, für andere bis hin zur völligen Selbstaufgabe da zu sein. Das ändert sich mit zunehmendem Alter.

Sind Östrogene zu Beginn unserer Perimenopause in der Überzahl, fallen sie mit Beginn unserer Menopause mit 50+ rapide ab. Und je mehr unser Östrogenspiegel fällt, umso höher steigt unser Scheiß-drauf-Spiegel, kurz SDS. Diesen SDS beobachte ich bei so ziemlich jeder menopausierenden Frau in meinem Umfeld. Da wird plötzlich klar die Meinung gesagt, wo vor ein paar Jahren vielleicht noch gezögert worden wäre. Da wird sich getrennt, der Job gewechselt und sich von toxischen Freundschaften distanziert. Der Scheiß-drauf-Spiegel verschafft einem vielleicht keine Sympathiepunkte. Aber er kann etwas Befreiendes haben. Hier kommen vier Dinge, die ich beim SDS jeder Frau empfehlen kann:

Nein

Ein Wort, das wir Frauen manchmal mehr scheuen als Auto-Tuner die TÜV-Abnahme. Dabei ist es ein starkes Wort, das uns richtig eingesetzt eine Menge Energie spart.

Nein zu zusätzlichen Aufgaben.
Nein zu grauenvollen Familientreffen.
Nein zu schlechten Jobangeboten.
Nein zur alleinigen Care-Arbeit.
Nein zu allem, worauf wir keinen Bock haben.

Das erste *Nein* kann schwer und begleitet von Gewissensbissen sein. Der SDS sorgt aber dafür, dass wir keine Energie mehr darauf verschwenden, es allen recht machen zu wollen. Wir konzentrieren uns mehr auf uns. Dieses Feature nimmt bei Frauen in der Menopause deutlich zu. Spoiler Alert: *Nein* ist in jedem Alter eine gute Idee. Unbedingt regelmäßig trainieren.

Loslassen

Diese Aufgabe ist schwerer als gedacht. Einen Tag lang loslassen, auch in Gedanken. Das Ziel: ein positiveres Mindset. Ich wette, du hältst keine 24 Stunden durch, ohne wegen irgendetwas genervt zu sein. Immerhin sind wir mittendrin in unserer Transformation. Jammern ist eine Art Selbstversicherung, wie schlimm die Situation für uns gerade ist. Da nerven das Aufstehen, der volle Bus, das Wetter, der stressige Job oder der Streit mit dem Partner. Durch das Loslassen geht die Situation nicht weg, aber unsere Haltung dazu ändert sich. Loslassen heißt, uns bewusst von Negativem frei zu machen.

Jemand ist unfreundlich zu dir? Sag in Gedanken laut:
»Ciao!«
Deine Familie denkt, du seist die kostenlose Haushälterin?
»Ciao!«
Der Rücken schmerzt schon beim Aufstehen?
»Ciao!«

Wichtig ist, dass du »Ciao!« bewusst sagst oder denkst. Welches Wort du benutzt, ist übrigens vollkommen egal. Wer loslassen kann, bekommt einen Teil der Machtlosigkeit in den Griff, die wir in bestimmten Situationen empfinden. Loslassen heißt, dass wir schlechte Energie abgeben. Wir können uns auf Lösungen statt auf Probleme konzentrieren. Du entsprichst nicht mehr der Erwartungshaltung der anderen, und das ist ein wichtiger Schritt. Probiere an einem Tag zwei Stunden ohne den kleinsten negativen Gedanken. Sollte doch einer kommen, sofort »Ciao!« und weg damit. An dieser Übung sind schon gestandene Menschen grandios gescheitert.

No Retro

Du glaubst, die Wechseljahre sind hart? Bullshit. Denk einmal an deine 20er-Jahre zurück – die ganzen Unsicherheiten über Körper, Aussehen, Berufswahl, Freundschaften, die erste Liebe. Gegen das Gefühlsroulette damals sind unsere Wechseljahre wie Wellness.

Dennoch schauen wir nicht zurück, sondern nach vorne. Vergleiche haben uns in unserem Leben noch nie weitergebracht. Irgendwer hatte immer die schöneren Haare, die bessere Figur, den interessanteren Job. So what? Wir bekommen weder Haare, Figur oder Job, indem wir neidisch auf andere blicken. Das Gleiche gilt für Lebensentscheidungen, die wir im Verlauf der Jahre getroffen haben.

Meine Lebensentscheidung war es, als Journalistin vor der Kamera zu stehen. Ich wollte einen Job machen, in dem ich so gut wie möglich sein kann. Schnell in der Auffassungsgabe, konzentriert und belastbar in Live-Situationen, dennoch so locker, dass eine Verbindung zu den Zuschauenden entsteht. Dieser Job sollte nach Jahrzehnten bei meinem bisherigen Arbeitgeber enden. Klar könnte ich jetzt bitter zurückschauen auf Möglichkeiten, die ich beruflich nicht genutzt habe. Auf Jobangebote, die ich bewusst für meine Familie ausgeschlagen oder bei denen ich zu lange gezögert habe. Nur bringt mir das nichts.

Der Rückspiegel kann zum Zerrbild werden und uns dadurch mehr belasten als der Blick nach vorn. Falls du jetzt denkst, dass es für eine Journalistin mit jahrelanger Erfahrung easy auf dem Arbeitsmarkt sei – mitnichten. Es sind die gleichen Erfahrungen, die jede andere von uns macht, die ihren Job verliert. Mühsal, falsche Versprechungen, Enttäuschung, Unsicherheit, Hoffnung, Lob, Chancen. Je weniger wir dabei an verpasste Gelegenheiten denken, desto öfter bekommen wir neue. Es ist kein Sprint, sondern ein Langstreckenlauf. Aber zum Sport kommen wir noch.

Zulassen

Dem Scheiß-drauf-Spiegel SDS mit Nein, Loslassen, No Retro fehlt noch unsere tägliche Dosis Positivity. Bei dem, was ich jetzt schreibe, behalte bitte im Hinterkopf: Ich bin eine kritische Journalistin, die sich nicht von Esoterik oder Gefühlen, sondern beruflich von Fakten leiten lässt. Insofern hätte ich nie gedacht, dass das hier funktioniert. Aber das tut es bei mir: Jeden Morgen schreibe ich drei Dinge auf, für die ich dankbar bin. Dazu hatte mir schon vor Jahren eine Trainerin geraten.

Hella: »Nimm Stift und Zettel. Schreib drei Dinge auf, für die du heute dankbar bist. Das kostet dich nur ein paar Sekunden. Dein Tag beginnt positiv. Das stärkt dich auf Dauer.«

Keine Sorge, du musst dabei nicht super kompliziert denken. Ich bin manchmal dankbar für die kuschelige Decke, das Treffen mit einer Freundin vom Vortag, für meinen Pulli ohne Katzenhaare dran oder den heißen Tee. Es sind banale, kleine, manchmal aber auch große, wichtige Dinge. Sie aufzuschreiben und sie durch den Tag zu bringen, verändert mein Denken. Ich lasse Positives zu.

Bei einer Sache stoßen allerdings alle vier Tipps bei mir an Grenzen: bei meinen Falten. Die reagieren weder auf *Nein* noch auf *Loslassen*, und ich habe sie noch nie dankbar in meinen Morgennotizen erwähnt. Erst hatte ich sie um die Augen, klein und wahrscheinlich vom Lachen. Deutlicher waren sie später am Hals, längliche Rillen in Höhe des Kehlkopfes. Dann an den Ohren und inzwischen nehme ich bekümmert runzelige Stellen auf der

Wange wahr. Unterhalb meiner Hängebäckchen. Dazu noch die altersbedingten Nasolabialfalten, also diese Furchen rechts und links vom Mund. Ungeschminkt lassen sie mich merkelig aussehen. Geschminkt sind sie ein beliebter Treffpunkt von meinem Make-up und Puder.

Botox, Hyaluron-Filler oder ganze Schönheitsoperationen habe ich immer kategorisch abgelehnt. Inzwischen bin ich mir da gar nicht mehr so sicher. Zumindest kann ich jede Frau verstehen, die sich nach ihrem straffen Selbst zurücksehnt, weil sie sich so am besten gefallen hat. Wenn die OPs gut gemacht sind, eine super Sache. Cher sieht zwar nicht wie eine handelsübliche 75-Jährige aus, aber immerhin seit Jahrzehnten wie Cher. Ich habe allerdings auch schon Beispiele gesehen, wo ich mir sicher bin, dass die Chancen auf Schmerzensgeld gut stehen.

Goldenes Fenster?

Wie du inzwischen weißt, dreht sich in den Wechseljahren vieles um unsere Hormone, die uns plötzlich fallen lassen wie eine heiße Kartoffel und das Weite suchen. Um unseren Körper wieder in Balance zu bringen, kann eine Hormonersatztherapie eine Option sein. In der Hormontherapie ist der Beginn der Postmenopause die Zeit, in der Behandlungen idealerweise starten sollten. Von einem goldenen Fenster ist da die Rede. Von wenigen Jahren, in denen eine Basis geschaffen werden kann, um späteren Erkrankungen vorzubeugen. Das klingt wie Sonderangebote am Black Friday: Schnell zugreifen, sonst ist alles vergriffen.

Das goldene Zeitfenster ist erst einmal ein willkürlicher Begriff. Keine Frau muss mit Ende ihrer Menopause hormonell eingestellt werden; es gibt keinen Zeitrahmen, der unbedingt eingehalten werden muss. Das sage nicht ich, sondern eine Hormonspezialistin.[39] Dazu verlaufen die Wechseljahre viel zu individuell und auch der Hormonspiegel ist bei jeder Frau anders. Die Frage ist eher, was eine frühe Hormontherapie bezwecken soll. Sie kann zum Beispiel Herz-Kreislauf-Erkrankungen beeinflussen. Weibliche Herzen sind kleiner als die von Männern, müssen mehr pumpen, um unseren Körper zu versorgen. Der kraftvolle Muskel ist zudem von Natur aus fester als beim Mann. In der Postmenopause kann das Bindegewebe rund um unser Herz durch fehlende Östrogene steifer werden. Herzinsuffizienz ist die Folge, und Fachleute raten deshalb zu einer Hormontherapie. Nur muss man dazusagen, dass es auch Nebenwirkungen einer solchen Therapie gibt. Dazu gleich mehr im Kapitel »Alltagsaufgaben«.

Interessanterweise gibt es in der Gynäkologie aus meiner Wahrnehmung zwei Lager: die Alltagspraktiker und die Hormonspezialisten. Beide Lager sind wie Schalke und Dortmund: Man kommt aus der gleichen Ecke, will aber möglichst nichts miteinander zu tun haben. Frauenärztinnen und Frauenärzte haben meist noch nie ein bekanntes Buch zu den Wechseljahren gelesen, denn oft haben es Hormonexpertinnen geschrieben. Das ist zumindest meine Erkenntnis nach den Gesprächen der letzten Monate. Vor allem der Fokus auf eine umfassende Hormontherapie wird von den Alltagspraktikern abgelehnt. Gleichzeitig werden die Hormonspezialisten skeptisch, wenn in den Praxen den Frauen nur nach Schema F geholfen wird – wenn überhaupt. Sie fordern, dass sich auch die niedergelassenen Kolleginnen und Kollegen mehr der hormonellen Unterstützung in den Wechseljahren widmen sollen.

Der Kern dieses Problems liegt in der Finanzierung: Es lohnt sich nicht (s. Seite 21). Da sind wir wieder beim Thema Abrechnung und dass eine Praxis pro Quartal und Patientin mit 16,89 Euro nur einen lächerlichen Betrag für Beratungsgespräche bekommt. In guten Praxen nimmt sich die Fachperson trotzdem Zeit. Tausch dich darüber in deinem Freundinnenkreis aus und versuche im Zweifel, die Praxis zu wechseln. Doch, das geht! Sei freundlich, aber hartnäckig. Du brauchst die für deine Situation richtigen Antworten.

Ich habe übrigens ähnliche Erfahrungen gemacht. Konkrete Fragen zu meinem Zustand, zu möglichen Therapien, zu Hormonstatus und Einstellung meines Spiegels wurden zunächst nicht ernst genommen. Dabei erwarten wir als Patientinnen ja kein Hexenwerk. Aber für ein paar Minuten ein offenes Ohr und eine ehrliche Einschätzung zu Wechseljahresbeschwerden sollten schon drin sein, egal ob Kassenpatientin oder privat. Hilfreich wäre auch der Satz, dass Ärztin oder Arzt sich schlaumacht, um uns zu helfen. Alles besser, als Frauen mit akuten Problemen nach ein paar Minuten aus der Praxis zu wischen. Ich zähle den weiblichen Hormonhaushalt zur kritischen Infrastruktur – und die ist bekanntlich in Deutschland ausbaufähig.

Queens Messages

Diese Lebensphase fühlt sich oft an wie ein neuer Abschnitt im Buch deines Lebens: Die Wechseljahre liegen (vermutlich) hinter dir, aber ihre Fußnoten begleiten dich weiter. Dein Körper schreibt jetzt seine eigenen Regeln, manchmal mit Großbuchstaben. Hier kommt ein Quickcheck, was in deinem Körper und Kopf passieren kann – plus erste Hilfe.

Body

- Deine Sexualhormone befinden sich auf Tiefstand.
- Falten, Haarausfall, Größe – dein Körper verändert sich.
- Deine Schleimhäute trocknen aus. mit Folgen für Haut, Zähne und Körpergerüche.
- Deine Vagina bildet sich zurück und wird trocken.
- Es besteht ein höheres Risiko für Osteoporose.

Soul

- Wir bekommen Alterszweifel: Ab 60+ wird uns unsere Endlichkeit bewusst.
- Wir leiden unter Selbstzweifeln durch optische Veränderungen.
- Unsere Körpergerüche verunsichern uns.
- Mood Swings lassen nach.
- Wir verspüren eine positive Erleichterung, nicht mehr jung sein zu müssen.

Service

- SDS – der Scheiß-drauf-Spiegel: Tanke neues Selbstbewusstsein durch das starke Wort *Nein*.
- Lass das Osteoporose-Risiko abklären. Halte deine eigene Familiengeschichte als Background parat.
- Kläre ab, ob bei vaginalen Beschwerden Hormone sinnvoll sind.
- Nimm deinen Partner mit in deine Gefühlswelt, bitte um Verständnis.
- Je später deine Postmenopause beginnt, desto weniger körperliche Beschwerden hast du im Alter.

Wir haben zwar unseren Scheiß-drauf-Spiegel SDS, der uns allerdings nicht von Eigeninitiative für unsere Gesundheit abhalten sollte. Wir können mehr tun, als wir denken – und müssen nicht zwangsweise in die Praxis dafür.

ALLTAGS-AUFGABEN

Durch keine Behandlung der Welt werden wir wieder jung, egal was Medizin, Industrie, Chirurgie oder spirituelle Websites versprechen. Sorry. Weder Hormone noch Ernährung noch eine Gesichtsstraffung bringen uns den Zustand zurück, in dem wir mit Anfang 30 waren.

Am Ende des Tages wollen wir das vielleicht auch gar nicht. Was wir wollen, ist, dass wir uns wohler fühlen. Wieder wie wir selbst oder vielleicht sogar ein bisschen besser. Das entlastet uns und unser direktes Umfeld, das so gar nicht weiß, was gerade bei uns los ist.

Oft denken wir, dass wir einfach nur Hormone in uns reinschütten und schon sei alles wieder auf einem früheren Level. Die hormonelle Einstellung ist aber ähnlich schwierig, wie den richtigen Friseur zu finden. Es dauert lange, man muss sich herantasten, Vertrauen haben und ab und an gibt es herbe Enttäuschungen. Doch bekanntlich führen viele Wege nach Rom.

Therapie or not Therapie

Das ist hier die Frage. Denn nicht jede Frau leidet unter Wechseljahresbeschwerden. Und diejenigen, die von hormoneller Einstellung sprechen, meinen nicht automatisch eine ausgewachsene Hormontherapie. Um Beschwerden abzumildern, kann in der Praxis zuerst auf sanftere Alternativen gesetzt werden: pflanzliche Präparate und ein genauer Blick auf den Vitamin- und Mineralstoffhaushalt. Da viele Produkte unter Nahrungsergänzung fallen, werden die Kosten überwiegend nicht von der gesetzlichen oder der privaten Krankenversicherung übernommen.

Natürlich behandeln mit pflanzlichen Präparaten

Bevor es an verschreibungspflichtige Hormone geht, lohnt sich oft ein Blick in die Pflanzenwelt. Bei deiner Gyn gibt es im Idealfall mehr Informationen dazu. Viele Frauen berichten über gute Erfahrungen mit pflanzlichen Präparaten, die gezielt einzelne Beschwerden in den Wechseljahren lindern sollen – von Schlafstörungen bis Hitzewallungen. Auch wenn die Wirkung nicht immer wissenschaftlich eindeutig belegt ist: Probiere es aus. Nur dann kannst du es wissen.

Traubensilberkerze

Pflanzliche Präparate enthalten oft Traubensilberkerze-Extrakt. *Cimicifuga racemosa* ist eine Pflanze, von der ich noch nie gehört hatte. Sie stammt aus Nordamerika, gilt aber seit über 100 Jahren auch in Europa als Heilpflanze. Traubensilberkerzen sollen Hitzewallungen und starkes Schwitzen lindern. Zur Wirksamkeit gibt es kaum wissenschaftliche Studien. Die, die ich dazu gefunden habe, wurden von einem Hersteller bezahlt und waren – oh Wunder – immer positiv. Überwiegend als Pillen erhältlich.

Mönchspfeffer

Auch *Keuschbaum* genannt, wird Mönchspfeffer in der Naturmedizin zur Regulierung einer unregelmäßigen Menstruation eingesetzt. In den Wechseljahren soll die Pflanze uns aber auch helfen. Die Wirkung soll ähnlich wie die von Dopamin sein und uns entspannter machen. Kopfschmerzen und Schlaflosigkeit können sich verbessern. Als Pillen oder Saft erhältlich.

Pollenextrakte

In Schweden entdeckte man vor Jahrzehnten die Wirkung von bestimmten Pollenextrakten bei Wechseljahren. Die Präparate sollen Müdigkeit in den Griff bekommen und auch Hitzewallungen reduzieren. Da die Mittel keine östrogene Wirkung haben, werden sie auch Brustkrebspatientinnen empfohlen. Überwiegend als Pillen erhältlich.

Yamswurzel

Die Yamswurzel ist eine tropische Pflanze, von der es bis zu 800 Arten gibt. Sie wird schon seit Jahrhunderten bei Menopause-Beschwerden eingesetzt und soll vor allem gegen die Hitzewallungen helfen. Als mir trotz 10 Grad Celsius draußen deutlich zu warm war, hat mir meine Maskenbildnerin Bettina aufgrund eigener Erfahrungen zu einer Yamswurzel-Creme geraten. In meiner Situation ein Spitzentipp! Meine Flushes waren innerhalb von wenigen Tagen verschwunden. Anderen Freundinnen von mir hat die Yamswurzel hingegen überhaupt nicht geholfen. Als Creme, Pillen oder Pulver erhältlich.

Nice 2 know: Pflanzliche Präparate enthalten keine Hormone

Kritik an einer rein pflanzlichen Behandlung von Wechseljahresbeschwerden gibt es von Hormonspezialisten. Hauptpunkt: Die Präparate lindern zwar die Symptome, aber nicht den Hormonmangel an sich. Es ist quasi so, als würde man beim Wecker immer wieder die Snooze-Taste drücken. Diese Spezialisten setzen deshalb überwiegend auf eine hormonelle Unterstützung, schon bei leichten Schwierigkeiten, um Folgeerkrankungen im Alter möglichst zu vermeiden. Das widerspricht Studien, die durch Phytoöstrogene – zum Beispiel aus Kurkuma – interessante Ergebnisse erzielt haben. Mehr dazu später (s. Seite 144).

Vitamine und Minerale

Nicht alle Beschwerden in den Wechseljahren haben direkt etwas mit Hormonen zu tun; manchmal fehlt dem Körper einfach etwas Grundlegendes. Vitamine und Mineralstoffe spielen eine zentrale Rolle für unser Wohlbefinden, unsere Knochengesundheit, das Immunsystem und die Nerven. Besonders in der zweiten Lebenshälfte lohnt es sich, regelmäßig zu prüfen, ob der Speicher noch gut gefüllt ist – und gegebenenfalls gezielt aufzufüllen.

Kalzium

Frauen haben einen täglichen Bedarf von circa 1000 Milligramm, um Knochen und Zähne gesund zu halten. Wenn schon in jungen Jahren auf Kalziumzufuhr geachtet wird, bauen sich unsere Knochen stärker auf. Das ist nicht zuletzt auch als Vorbeugung wichtig, falls frau doch später an Osteoporose erkranken sollte. Das Mineral stabilisiert zudem unsere Zellwände und hat auch mit einer guten Blutgerinnung zu tun. Ab einem Alter von 50 Jahren steigt der Bedarf auf etwa 1200 Milligramm täglich.

Kalzium findet sich in grünem Gemüse wie Rucola, Brokkoli oder Grünkohl. Fisch, Tofu, Nüsse oder Mineralwasser enthalten ebenfalls Kalzium. Der größte Lieferant sind allerdings alle Milchprodukte. Käse kann pro 100 Gramm bis zu 900 Milligramm Kalzium enthalten.[40] Wer Lactose nicht verträgt oder sich vegan ernährt, sollte auf ausreichende Zufuhr über andere Lebensmittel achten oder nach ärztlicher Absprache supplementieren. Übrigens: Kalzium wird von unserem Körper nur aufgenommen, wenn auch der Vitamin-D-Gehalt stimmt.

Vitamin D

Das Sonnenvitamin kann nicht über die Nahrung aufgenommen werden, sondern entsteht in unserem Körper durch Sonneneinstrahlung. Wenn wir einen klassischen Herbst oder Winter in unseren Breitengraden vor Augen haben, erahnen wir das Problem. Vitamin D ist für bestimmte Stoffwechselvorgänge zuständig und sorgt für die Kalziumaufnahme im Magen-Darm-Trakt. Insofern ist es auch entscheidend zur Vorbeugung von Osteoporose in der Postmenopause.

Wie wir die Vitamin-D-Aufnahme am besten fördern, ist unter den Fachleuten umstritten. Ich habe Empfehlungen gefunden, sich 15 Minuten täglich in der Sonne zu bewegen. Manche Wissenschaftler halten das für Quatsch, da ausreichend Vitamin D nur gebildet wird, wenn wir stundenlang und möglichst unbekleidet draußen unterwegs sind. Bislang geht man im Frühjahr und Sommer allerdings übereinstimmend davon aus, dass wir ausreichend Vitamin D bilden. Erst in den dunklen Monaten und mit zunehmendem Alter wird das für unseren Körper schwieriger. Ob eine Zufuhr ratsam ist, solltest du in der Hausarzt- oder gynäkologischen Praxis klären. Es gibt Vitamin D in verschiedenen Stärken in Tabletten- oder Tropfenform. Von Selbstmedikation wird abgeraten. Überdosierung kann zu Übelkeit, Erbrechen und Durchfall führen. Außerdem wird dadurch der Kalziumspiegel zu hoch, was Herz und Nieren belasten kann.

Nice 2 know: Solarium besser meiden

Vom Besuch im Solarium zur Steigerung des Vitamin-D-Haushalts raten Fachleute generell ab. Grund sind die künstlichen UV-A-Strahlen, die im Solarium sechsmal höher sind als bei natürlichem Licht. Zu viel UV-A-Strahlung kann sogar zu einem Abbau von Vitamin D im Körper führen. Das Bundesamt für Strahlenschutz verweist zudem auf das erhöhte Hautkrebsrisiko durch den Besuch in Solarien.[41]

Vitamin B

Vitamine aus dieser Kategorie benötigen wir für so ziemlich alles in unserem Stoffwechsel. Insgesamt gibt es in dieser Gruppe acht Vitamine, von denen rund um die Wechseljahre allerdings nur zwei besonders relevant sind, weil wir davon deutlich zu wenig haben können. Fehlt zum Beispiel Vitamin B_6, sind wir müde, träge und unkonzentriert. Auch kann dieser Mangel zur Blutanämie führen.

Nice 2 know: Die Vitamin-B-All-Stars

Hier kommt eine Auflistung der Vitamin-B-All-Stars und ihrer Superkräfte:

- B_1 (Thiamin): zuständig für Stoffwechsel und Herzfunktion.
- B_2 (Riboflavin): unterstützt die roten Blutkörperchen und unsere Sehkraft.
- B_3 (Niacin): lässt unsere Haut strahlen und hält die Schleimhäute intakt.
- B_5 (Pantothensäure): sorgt für den Abbau von Fetten, Kohlenhydraten und Aminosäuren im Körper.
- B_6 (Pyridoxin): hält uns wach und leistungsstark. Ein Mangel kann unter anderem zu Müdigkeit, Trägheit, Depressionen führen.
- B_7 (Biotin): Da hören wir hin, denn meist wird es in Zusammenhang mit schöner Haut und vollen Haaren genannt. Unterstützt die Aufnahme von Mikronährstoffen.
- B_9 (Folsäure): kennt jede Schwangere, weil es für die Entwicklung des Babys wichtig ist. Sorgt für die Blutbildung, unterstützt das Immunsystem und reguliert den Stoffwechsel.
- B_{12} (Cobalamin): hält unsere Nerven im Zaum.

Vitamin B_{12} ist für unsere Nerven wichtig und kann sie bei Unterversorgung schädigen. Kopfschmerzen, Depressionen, Muskelschwäche, aber auch Kribbeln in Armen und Beinen oder Haarausfall hängen mit zu wenig Vitamin B_{12} zusammen. Vollkorngetreide, Walnüsse, rote Paprika und Trockenfrüchte sind gute Lieferanten. Mit Sardinen, Fleisch, Milch und Eiern liegst du auch nicht verkehrt. Vitamin B gibt es in Pulver- oder Tablettenform und auch als Komplexpräparat mit fast allen Varianten in dieser Gruppe. Fachlicher Rat vor der Einnahme wird vorausgesetzt.

Kalium

Als Jugendliche hatte ich einmal kreisrunden Haarausfall. Es war rund um mein Abitur, wo der Stress hoch und gesunde Ernährung eher niedrig waren. Damals wurde ein bedrohlicher Kaliummangel bei mir festgestellt, der zum Haarverlust führte. Die Kaliumaufnahme kann rund um unsere Wechseljahre aufgrund der Hormonachterbahn gestört sein. Herzrhythmusprobleme, Bluthochdruck und Muskelschwäche können dann auftreten. Kalium zählt mit Natrium und Chlorid zu den wichtigsten Elektrolyten unseres Körpers. Über Aprikosen, Bananen, Nüsse oder dunkle Schokolade können wir Kalium aufnehmen. Das Mineral ist außerdem in zahlreichen Gemüsesorten von Tomaten bis hin zu Möhren enthalten.

Magnesium

Ob unsere Knochen stabil sind und sich immer wieder in ihrer Struktur erneuern, hängt von Magnesium ab. Das Mineral reguliert zudem unseren Herzschlag, unsere Nervenbahnen und hat Einfluss auf den Blutdruck. Ein Mangel kann zu Müdigkeit führen, aber auch zu Appetitlosigkeit, Gelenkschmerzen und Muskelkrämpfen – alles Punkte, die in Meno- und Postmenopause relevant sind. Magnesium wird vor allem in Verbindung mit zu viel Alkohol schlecht von unserem Körper aufgenommen. Auch können Nierenerkrankungen sowie bestimmte Medikamente (Beipackzettel beachten!) für einen Mangel sorgen. Leinsamen, Sonnenblumen- oder Kürbiskerne sind gute Nährstofflieferanten, ebenso Vollkornprodukte und Hülsenfrüchte wie Kichererbsen, Kidneybohnen oder Linsen. Selbst Espresso und Kakao können uns weiterbringen, weil größere Mengen Magnesium enthalten sind.

Nice 2 know: Welches Präparat ist das beste?

Magnesium ist als Pulver oder Kapsel zur Nahrungsergänzung erhältlich. Ich empfehle dir, auf Magnesiumcitrat zurückzugreifen. Es wird besser von unserem Körper aufgenommen.[42]

Ob pflanzliche Präparate in Form von Nahrungsergänzungsmitteln für dich ausreichen, hängt von deiner Leidensfähigkeit ab. Wechseljahresbeschwerden werden unterschiedlich stark empfunden. Auch kann ein pflanzliches Mittel, das die Freundin nimmt, bei dir der totale Flop sein. Aus eigener Erfahrung kann ich nur sagen: Hitzewallungen, Schlaflosigkeit und diese fiesen Gelenkschmerzen sind anders wild. Du willst möglichst zügig, dass das aufhört. Deshalb ist ein frühzeitiges Austesten sinnvoll, denn eine Wirkung stellt sich oft erst nach Wochen ein. Das gilt allerdings auch für andere Methoden wie Hormontherapien.

Ilona: »Wir sind immer noch heiß. Es kommt jetzt halt nur in Schüben.«

Hormontherapien HRT und MHT

Starten wir mit einer Begriffsklärung: HRT steht für Hormone Replacement Therapy, also Hormonersatztherapie. MHT ist die Abkürzung für Menopausal Hormone Therapy, also Menopause-Hormontherapie.

Eigentlich bezeichnet beides das Gleiche, denn es geht um eine hormonelle Unterstützung während der Wechseljahre. Inzwischen setzt sich immer mehr die Bezeichnung MHT durch. Wörtlich genommen passt das auch besser. Hormone werden durch die Therapie ja nicht ersetzt, sondern auf einem niedrigen Niveau in Meno- oder Postmenopause angeglichen.

Nichtsdestotrotz zucken wir bei Hormontherapie erst einmal. Das Thema *Krebsrisiko* steht wie ein Elefant im Raum. Schon seit den 1960er-Jahren werden Frauen in den Wechseljahren Hormone verabreicht. Meist handelt es sich um Östrogene in Kombination mit Gestagenen. Nichts anderes als die Pille also, nur in einer anderen Dosierung.

2002 kam es zu einem weltweiten Einbruch dieser Verschreibungen. Grund dafür war eine Studie der *Women's Health Initiative (WHI)*. Darin wurde von einem erhöhten Brustkrebsrisiko durch die Therapien gesprochen. HRT galt als Risiko, Frauen setzten die Produkte reihenweise ab und die Umsätze für die Pharmafirmen brachen ein. Analysten haben geschätzt, dass Unternehmen wie Pfizer bis zur Studie mehrere Milliarden Dollar Umsatz allein mit diesen Medikamenten gemacht haben. Die Methodik der Studie wurde allerdings kritisiert, da nur Frauen über 63 Jahren daran teilgenommen hatten und Ergebnisse nicht auf jüngere Altersgruppen übertragbar seien. Erst 2016 kam es zur Korrektur durch die beiden Autoren.[43] Ihre Ergebnisse gäben ein erhöhtes Krebsrisiko für *alle* Patientinnen nicht her. Warum diese Korrektur erst 14 Jahre später erfolgte, ist mir in der Recherche nicht ganz klargeworden.

Nice 2 know: Hormonähnliche versus bioidentische Wirkstoffe

Übrigens sind Hormone nicht gleich Hormone. Wir können sie uns wie einen Schlüssel vorstellen, der nur in ein bestimmtes Schloss passt, um zu wirken. Die Industrie setzt seit Jahrzehnten auf hormonähnliche Wirkstoffe. Diese Hormone passen überwiegend, aber nicht hundertprozentig in das entsprechende Schloss im Körper und erfüllen einen bestimmten Zweck wie Schwangerschaftsverhütung. Oft sind hormonähnliche Wirkstoffe hochdosiert, wie bei der Pille oder bei Cortison.

Bioidentische Stoffe dagegen passen perfekt in das jeweilige Rezeptoren-Schloss. Sie können aus Pflanzen gewonnen werden, die im Labor in das entsprechende Hormon umgewandelt werden. Fachleute sind sich einig, dass nur diese Hormone den Mangel in den Wechseljahren ausgleichen. Sie werden auch körperidentische oder naturidentische Hormone genannt. Genau darauf solltest du bestehen, wenn du dir Hormonpräparate verschreiben lassen möchtest.

Ganz so einfach kann man das aber nicht stehen lassen: In einer Metaanalyse, also einer Auswertung von unterschiedlichen Studien zum Thema, von Daten zur Hormontherapie aus dem Jahr

2019 sprechen Wissenschaftlerinnen und Wissenschaftler sehr wohl von einem erhöhten Brustkrebsrisiko.[44]

Doch ich bin keine Wissenschaftlerin und kann deshalb die Datenlage und vor allem das Risiko durch Hormongaben in den Wechseljahren nicht abschließend einschätzen. Selbst die Deutsche Menopausen Gesellschaft rät weder *zu* einer Hormontherapie, noch rät sie *ab*. Jede Frau ist anders und entsprechend individuell muss gearbeitet werden. Generell scheint es, als wären HRT und MHT immer für Frauen gedacht, die sehr unter ihren Wechseljahren leiden.

Klar, der Leidensdruck bei Beschwerden durch die Wechseljahre ist für einige von uns hoch. Wir suchen nach Lösungen, möglichst sofort und dauerhaft. Hormonausgleich durch HRT oder MHT klingt dann nicht abschreckend, sondern nach Routine. Zur Verhütung haben viele von uns die Pille genommen. Dieser Kreis scheint sich in der Menopause durch erneut regelmäßige Hormoneinnahme zu schließen. Zu den unangenehmen Wahrheiten gehört jedoch, dass Hormontherapien nicht für alle Frauen etwas sind.

Bei überstandenem Brustkrebs beziehungsweise bei einem erhöhten Risiko für die Erkrankung brauchst du vor allem in Sachen Östrogen Beratungsbedarf. Das Hormon triggert unsere Zellen, löst Wachstum aus – auch von schädlichen Zellen. Ein Gentest kann Klarheit bringen, ob frau Trägerin einer Mutation ist, die das Risiko für Brustkrebst erhöht. HRT oder MHT sind dann zwar nicht ausgeschlossen, aber es gibt andere Optionen, die erst ausprobiert werden sollten.

Gebärmutterkrebs betrifft vor allem Frauen zwischen dem 50. und 70. Lebensjahr. In diesem Zeitfenster beginnen Frauen eine Hormonbehandlung, weshalb wissenschaftlich ein Zusammenhang gesehen wird. Die ständige Stimulation durch Östrogene gilt als Risikofaktor für Gebärmutterkrebs. Oral verabreicht ist das Risiko höher, als wenn Östrogen über die Haut aufgenommen wird.

Nice 2 know: Was tun bei Uterusentfernung?

Eine Hysterektomie, also eine Uterusentfernung, in jungen Jahren bedeutet übrigens nicht zwangsläufig, dass frau sofort in die Menopause rutscht. Sie bedeutet allerdings, dass später eine mögliche Hormontherapie bei Wechseljahresbeschwerden nur mit Östrogengabe erfolgt. Diese Monotherapie sollte unbedingt genau besprochen werden, um auch die Risiken einschätzen zu können.

Wer zu Thrombose, Bluthochdruck oder Lebererkrankungen neigt, hat ebenfalls schlechtere Karten. HRT oder MHT sind keine gute Idee, weil die Hitliste der Nebenwirkungen diese drei Sachen ganz weit oben führt.

Migräne und kognitive Beschwerden wie Demenz oder Alzheimer, auch im Frühstadium, sind ebenfalls Ausschlusskriterien für eine Hormontherapie. Östrogene können starke Kopfschmerzen triggern, Östrogene in Kombination mit Gestagenen die Quote bei Demenzerkrankungen erhöhen.[45] Check das mit deiner Praxis.

Frauen berichten außerdem von großer Verzweiflung, wenn die Hormontherapie nicht anschlägt. Wie früher bei der Pille ist es ein Eingriff, mit dem unser Körper erst einmal klarkommen muss. Hormone wirken nicht gegen ein Problem speziell, sondern lösen manchmal auch Unerwünschtes aus. Überspitzt gesagt: Die Hitzewallungen sind im Griff, dafür ist die Wampe aufgedunsen. Das will ja auch niemand. Brich die Einnahme dann bitte nicht einfach ab, sondern sprich mit deiner Gyn, wie weiter vorgegangen werden soll.

Nice 2 know: Späte Menopause ist gut fürs Gehirn

Je später wir in die Menopause kommen, umso geringer ist das Risiko, an Demenz oder Alzheimer zu erkranken.[46] Frauen, die bereits in ihren 40er-Jahren in die Wechseljahre rutschten, hatten in einer Studie ein deutlich höheres Risiko, später kognitive Schwierigkeiten zu bekommen. Frauen, die beim Beginn ihrer Menopause weit über 50 Jahre alt waren, entwickelten hingegen deutlich weniger Hirnerkrankungen. Studien bedeuten übrigens nicht, dass das exakt so auf dich zutreffen wird. Selbst wenn du mit dem Abstillen in Hitzewallungen geschlittert bist, ist Demenz nicht vorgegeben. Es geht um die Wahrscheinlichkeit, ob jemand erkrankt oder nicht. Positiv bleiben und vorsorgen.

Und dann ist da noch die Vorstellung, dass die Hormone Einfluss auf unser Gewicht nehmen. Ladies, seid tapfer. Davon müssen wir uns leider verabschieden. HRT oder MHT sind nicht dazu da, unsere Kilos zu bearbeiten. Vergiss nicht: Ziel der Behandlungen ist es, unseren Hormonspiegel auf einem niedrigen Niveau zu halten, um beschwerdefrei zu sein. Wir werden davon weder wieder fruchtbar noch dünn. Wenn dir jemand etwas anderes erzählt, glaub kein Wort.

Deshalb kann das Zögern deiner Gyn vor dem Verschreiben auch ein gutes, abwägendes Zeichen sein. Nachfolgend ein kleines FAQ zur Hormongabe, wenn das für dich infrage kommt.

Welche Hormone werden verschrieben?

Es geht wie immer um die dreisten Drei – Östrogene, Progesteron und in selteneren Fällen auch Testosteron.

Wann wird mit einer Therapie begonnen?

Fachleute empfehlen den Start schon in der Perimenopause, also meistens weit bevor wir die 50 gekratzt haben. Kriterien sind abnehmende Knochendichte, Stimmungsschwankungen, Hitzewellen etc.

Wann sollten Östrogene eingenommen werden?

Östrogene können eingenommen werden, wenn die Schleimhäute zu trocken werden (Stichwort Vagina), bei starker Beeinträchtigung unseres Gehirns, Brain Fog, Konzentrationsschwächen und depressiven Phasen sowie bei Veranlagung zu Osteoporose oder erwiesenem Knochenschwund.

Welche Risiken gibt es bei Östrogengabe?

Eine Hormontherapie kann zu Thrombosen bis hin zu Schlaganfall führen. Sie kann Krebszellen aktivieren und Herz-Kreislauf-Erkrankungen zur Folge haben. Zudem kann sie die Gebärmutterschleimhaut verdicken.

Eine Monotherapie – nur Östrogene – kann Gebärmutterkrebs verursachen. Diese Therapieform ist daher selten und nur für Frauen ohne Gebärmutter gedacht. Östrogene werden im Regelfall mit künstlichen Gestagenen in Kombination gegeben.

Achtung: Östrogen ist nicht für eine Langzeittherapie gedacht. Spätestens nach fünf Jahren solltest du abklären, ob und was geändert werden muss, auch wenn in den Praxen etwas anderes erzählt wird. Kläre es für deinen individuellen Fall ab.

Welche Risikogruppen gibt es?

Übergewicht, Rauchen, Alkohol, die Einnahme von bestimmten Medikamenten, Vorerkrankungen wie Bluthochdruck oder Diabetes, aber auch genetische Faktoren müssen in die Entscheidung, ob Östrogen eingenommen wird oder nicht, einbezogen werden. Bei Frauen ab 60 Jahren, die eine Therapie beginnen wollen, ist eine Nutzen-Risiko-Abschätzung sinnvoll. Ab diesem Alter steigt die Gefahr von Herz-Kreislauf-Erkrankungen.

Was sind die Vorteile einer Östrogengabe?

Je früher betroffene Frauen mit einer Östrogentherapie beginnen, umso höher ist offenbar ein Schutz vor Dickdarmkrebs, Diabetes mellitus Typ 2 und Herzinfarkt.

Achtung: Es gibt Unterschiede. Östradiol wird hochdosiert als vaginale Creme angeboten. Das Bundesamt für Arzneimittel und Medizinprodukte sieht dabei ebenso wie bei der Tablettengabe ein erhöhtes Krebsrisiko. Länger als vier Wochen sollte frau solche Cremes nicht nehmen.[47] Östriol gilt hingegen als das schwächste Hormon unter den Östrogenen und äußerlich verwendet als unbedenklich.

Nice 2 know: Risiko für bestimmte Erkrankungen sinkt

Wird Östrogen nicht geschluckt, sondern über die Haut verabreicht, soll sich das Risiko von Schlaganfall, Bluthochdruck und Krebs reduzieren.

Eine gute Nachricht für alle, die mit vaginalen Problemen wie Trockenheit zu tun haben: Östrogene gibt es als Gels, Sprays, Pflaster oder in Pillen- und Tablettenform.

Wann hilft Progesteron?

Progesteron hilft bei Hitzewallungen, Schlafproblemen, Stimmungsschwankungen, Wassereinlagerungen sowie bei ausgeprägtem Prämenstruellem Syndrom (PMS). Progesteron kann oral oder als Creme und Gel über die Haut genommen werden. Was die Dosis angeht, muss frau sich herantasten.

Welche Risiken gibt es bei einer Progesterongabe?

Risiken entstehen meist in Verbindung mit der gleichzeitigen Einnahme von Östrogenen. Bei einer Überdosierung kann es zu Müdigkeit, Kopfschmerzen, Verdauungsproblemen und Übelkeit kommen. Die Symptome verschwinden nach einiger Zeit. In seltenen Fällen gab es Lebererkrankungen durch die Einnahme von Progesteron.

Welche Risikogruppen gibt es?

Frauen mit schweren Blutgerinnungsstörungen, Frauen mit Lebererkrankungen und Frauen, die bereits Herz-Kreislauf-Erkrankungen haben, gehören zur Risikogruppe.

Was sind die Vorteile einer Progesterongabe?

Progesteron macht die Arbeit von Östrogenen erst möglich. Es schützt vor Gebärmutterkrebs und verwandelt Fett in Energie.

Nice 2 know: Let's agree to disagree

Fünf Ärzte, fünf Meinungen. Das zeigt sich auch bei Progesteron und Östrogenen. Die einen sehen in Progesteron die wichtigste Stellschraube rund um die Wechseljahre. Die anderen setzen auf Östrogene oder eine Mischung der Hormone.

Schon in den 1990er-Jahren gab es einen Mediziner aus den USA, für den Progesteron entscheidender und vor allem ungefährlicher als Östrogene war. John R. Lee hat durch Zufall Progesteron in den Mittelpunkt seiner Arbeit gestellt. Er prägte den Begriff der Östrogendominanz und verwies auf konkrete Folgeerkrankungen. Seine Erkenntnisse sind in die Hormonforschung mit eingeflossen.

Frauenärztin und Bestsellerautorin Sheila de Liz hält vieles um Progesteron für zu einseitig. Auch bei ihr kommt es zum Einsatz, wird aber nicht als einzige Wahl betrachtet.

Wann sollte Testosteron eingenommen werden?

Selten wird Frauen Testosteron verabreicht. In besonderen Fällen kann dies allerdings zum Muskelaufbau, zur Steigerung der Lust oder bei Empfindlichkeit rund um die Klitoris geschehen.

Welche Risiken gibt es bei einer Testosterongabe?

Bei einer Überdosierung wächst Körperbehaarung, gleichzeitig kann es zu Haarausfall auf dem Kopf kommen. Testosteron kann bei falscher Dosierung zu Lebererkrankungen und -schädigungen führen.

Welche Risikogruppen gibt es?

Herz-Kreislauf-Patientinnen können durch Testosteron Herzprobleme bekommen. Frauen, die bereits eine Niereninsuffizienz haben, sollten auf Testosterongaben verzichten.

Was sind die Vorteile einer Testosterongabe?

Testosteron ergänzt unseren Hormonspiegel, aber wir werden richtig angewendet nicht zum Mann. Via Gel kann das Hormon schnell und unkompliziert genommen werden.

Ich lehne mich sicher nicht zu weit aus dem Fenster, wenn ich sage: Testosteron ist von allen drei Hormonen das am wenigsten bei Frauen erforschte. Vieles in diesem Zusammenhang ist Learning by Doing, zumal es keine offiziell zugelassenen Präparate für uns gibt.

Manche Frauen lassen sich Testosteron als Implantat im Ausland verabreichen, was mit Risiken einhergehen kann. Ähnlich wie bei der Pille wird dabei ein Stäbchen unter die Haut gesetzt, dass das Hormon nach und nach abgibt. Fachleute raten von diesen Implantaten ab. Sie geben permanent eine hohe Dosis Testosteron ab – anders, als es unser Körper tun würde. Das gilt auch für Implantate mit Östrogenen und Progesteron. Die Hormongabe kann nicht angepasst werden, sondern besteht dauerhaft – und meistens viel zu hoch.

Fazit – dein Körper, deine Entscheidung

Ich kann jede Frau verstehen, die sich unsicher fühlt, ob eine Hormontherapie der richtige Weg ist. Mehr als einmal waren wir schon eine Art Versuchslabor für Medizin und Pharmaindustrie. Die Pille brachte uns in den 1960er-Jahren eine Sicherheit vor Schwangerschaften, viele Freiheiten und ein großes Stück weiblicher Selbstbestimmung. Sie brachte uns aber auch einen Beipackzettel an Nebenwirkungen, der länger als die Einkaufsliste einer zehnköpfigen Familie ist. Ich bin mir nicht sicher, ob Männer bereit wären, zur Verhütung jahrelang Pillen einzuwerfen, die Thrombosen, Schlaganfälle, Übelkeit oder Krebs auslösen können.

Die Entscheidung, deinen Hormonhaushalt in den Wechseljahren auszugleichen, kann niemand für dich treffen außer du selbst. Wäge Risiko und Nutzen unbedingt für dich ab. Am Ende lautet das Motto: dein Körper, deine Entscheidung.

Ernährung ist der erste Schritt

Egal welches Buch ich zu den Wechseljahren lese oder welche Fachleute ich spreche: Ernährung spielt nie eine große Rolle. Dass sie wichtig ist, darüber sind sich alle einig, aber es bleibt eine Randnotiz im großen Komplex der Hormone und Therapiemöglichkeiten.

Eigentlich könnten wir dieses Kapitel kurzhalten. Ich glaube, jede von uns weiß ziemlich genau, wie eine gute Ernährung aussehen sollte und was nicht ganz so klasse ist. Was wir mit unserem Körper jahrzehntelang machen, rächt sich später. Wer das nicht hören will, der macht weiter wie bisher. Kein Ding, astrein, blättere einfach zum nächsten Kapitel. Wer allerdings etwas ändert, und seien es auch nur Kleinigkeiten, hat im Alter etwas davon.

In den westlichen Industrieländern setzen wir auf deutlich zu viele Fertigprodukte und eine hohe Aufnahme an Kohlenhydraten. Unsere Ernährung enthält zu viel Zucker, Salz, Weißmehl und bestimmte Fette, die vom Körper nicht gut verarbeitet werden können.

Nice 2 know: Wechseljahre sind nicht gleich Wechseljahre

Wechseljahresbeschwerden betreffen vermehrt Frauen in westlichen Industrienationen. Die Studienlage ist zwar nicht so, dass Frauen in China oder Japan weder Hitzewallungen noch Knochenschwund oder Stimmungsschwankungen hätten. Aber die Frauen erleben die Wechseljahre offenbar anders, weniger stark. Die Glücklichen! Forschende schließen daraus, dass die Ernährung eine Rolle spielt.

Knochenfunde in Europa lassen auf jeden Fall einen Rückschluss zu: Die Intensität der Wechseljahre muss etwas mit unserer heutigen Zeit zu tun haben. Frauen, die in England vor circa 300 Jahren begraben wurden, hatten eine bessere Knochenstruktur als Frauen heute – offenbar aufgrund der besseren Ernährung damals. Einfach gesagt: Das industriell verarbeitete Essen heute macht uns krank.

Wir trinken zu viel Alkohol, was die Leber in einen Ausnahmezustand versetzt. Sie muss mehr leisten, wandelt Wein, Bier und Longdrinks in Zucker um und kann schlimmstenfalls verfetten – was übrigens genauso durch zu viel Zucker geschehen kann.

Die Liste der Folgeerkrankungen ist so lang wie die To-do-Listen vorm Urlaub: Übergewicht, Diabetes, Herz-Kreislauf-Krankheiten, Migräne, Verstopfungen, schlechte Blutwerte – suche dir etwas aus, es hat sicher mit schlechten Ernährungsgewohnheiten zu tun. Wir können eigentlich von einer Mangelernährung sprechen, die zu den gleichen Beschwerden wie bei Wechseljahren führt.

Wir strugglen in unseren Wechseljahren fast alle mit unserem Gewicht. Ab einem gewissen Punkt setzt oft SDS, der Scheißdrauf-Spiegel, ein, du erinnerst dich: Wir lassen die Gewichtszunahme zu.

Es kommen jetzt keine unrealistischen Tipps, die einen Model-Body versprechen – falls das überhaupt jemand anstrebt. Es geht um Lebensmittel, die Beschwerden lindern können. Jeder Weg beginnt mit einem ersten Schritt, heißt es doch immer. Unsere Ernährung ist der erste.

Trinken, trinken, trinken

Oh doch, das steht an erster Stelle, denn wahrscheinlich solltest auch du mehr trinken. Nur eben keinen Alkohol. Falten, Konzentration, Blutfluss, Schadstoffabtransport, Stimmungen, Entzündungen – alles hängt mit unserem Wasserhaushalt zusammen. Wir bestehen zu zwei Dritteln aus Wasser, das dafür sorgt, Hormone, Botenstoffe oder Fette an die richtigen Stellen zu transportieren. Haben wir zu wenig Flüssigkeit im Körper, hakt es in der Transportkette.

Mit Flüssigkeit ist in erster Linie Wasser gemeint. Bis zu 2,5 Liter braucht der menschliche Körper täglich, um den Wasserverlust durch Schwitzen, Atmen und Sport auszugleichen. Das schüttet kaum jemand von uns in sich rein, ich weiß. Wir sollten zumindest kleine Tricks versuchen, etwa

- morgens ein kleines Glas vor dem Kaffee,
- eine kleine Flasche in Handtasche, Rucksack oder Auto,
- regelmäßige Erinnerungen im Handy.

Pluspunkt: Trinken kann auch unser Hungergefühl dämpfen.

Fun Fact: Mehr trinken dank Strohhalm

Wer mehr trinken möchte, sollte auf Strohhalme setzen. Damit trinkt man automatisch mehr, wie jeder Kinobesuch zeigt. Wer schafft schon sonst 1 bis 1,5 Liter in der Zeit eines Blockbusters? Mit Strohhalmen nippt man immer wieder an seinem Getränk und leert auch größere Mengen in einem überschaubaren Zeitrahmen. Wahrscheinlich werden wir dadurch an unsere früheste Erfahrung erinnert: Das Saugen an der Mutterbrust oder Flasche. Ich bin mir sicher, dass du mit dieser überflüssigen Information ab jetzt deine Cocktails noch mal ganz anders schlürfst.

Regelmäßiges Trinken hilft außerdem bei Blasenproblemen. Potenzielle Keime und Erreger werden schneller ausgespült. Und bitte keine Sorge vor größerer Blasenschwäche: Wir trinken nicht *mehr*, sondern *ausreichend*. Pass deine Trinkmenge über den Tag an, damit du in der Nacht nicht müssen musst.

Und nein, regelmäßiges Trinken sorgt nicht für größere Wassereinlagerungen. Wenn Beine oder Füße anschwellen, sind die Hormone aus dem Tritt. Es ist eher umgekehrt: Weniger zu trinken verschärft das Problem.

Nice 2 know: Achtung bei Vorerkrankungen

Bei bestimmten Vorerkrankungen sollte es mit der Ärztin oder dem Arzt abgestimmt werden, wie viel du trinken darfst. Herzinsuffizienz und Nierenerkrankungen gehören dazu. Zu viel Wasser kann dann schaden statt nützen.

Nice 2 know: So viel Protein darf es täglich sein

Die Deutsche Gesellschaft für Ernährung (DGE) empfiehlt, 0,8 Gramm Proteine pro Kilogramm täglich zu sich zu nehmen. Als Beispielrechnung:

60 Kilogramm Körpergewicht × 0,8 = 48 Gramm Protein pro Tag

Erwachsene ab 65 Jahren sollten den täglichen Bedarf auf 1 Gramm pro Kilogramm erhöhen, um Knochen und Muskeln optimal zu versorgen.

Eiweiß ist das neue Schwarz

Proteine sind wichtig, um Muskeln zu erhalten, Krankheitserreger abzuwehren, Haut und Haare glänzen zu lassen und Entzündungsprozesse im Körper zu stoppen: Sie machen uns satt, was eine Rolle spielt, wenn du dein Gewicht halten oder reduzieren willst.

Proteine stecken in tierischen Produkten wie Fisch, Joghurt, Milch, Eiern und Fleisch, bevorzugt von Geflügel. Wer Alternativen braucht, setzt auf Sojabohnen, Linsen, Kichererbsen, Nüsse oder Mandeln. Aber auch Amaranth, Quinoa und Haferflocken liefern Eiweiß. Wenn du ein Drittel in Form von tierischem Eiweiß und zwei Drittel in Form von pflanzlichem Eiweiß zu dir nimmst, bist du auf einem gesunden Weg.

Nice 2 know: High-Protein-Produkte sind verzichtbar

Teure High-Protein-Produkte sind ein ziemlicher Hype, seien es Müsliriegel, Shakes oder Joghurt – die Liste lässt sich jederzeit verlängern. Diese Produkte enthalten oft viel Zucker. Sinnvoll sind sie nicht, denn auf unseren täglichen Bedarf kommen wir mit normaler Ernährung deutlich günstiger.

Kohlenhydrate – böse, böser, Brot?

Oha, das klingt nach Brotverbot und Nudelkrise. Erst mal sind Kohlenhydrate per se gut, denn sie liefern Ballaststoffe, Stärke und Zucker – und das brauchen wir täglich. Wenn wir allerdings Beschwerden wie Übergewicht, Diabetes, Entzündungen, Bluthochdruck, Gelenkschmerzen, Herzkrankheiten und noch zahlreiche andere Einschränkungen haben, lohnt sich der kritische Blick auf die Menge von Pasta, Pommes und Pancakes, die wir zu uns nehmen.

Einfache Kohlenhydrate lassen unseren Blutzuckerspiegel zu schnell ansteigen. Sobald er wieder in den Keller rauscht, haben wir erneut Hunger, essen mehr, belasten die Leber mehr – Top-Teufelskreis. Weißmehl, Softdrinks, Alkohol, Müsliriegel, Cornflakes, Fast Food, Fertiggerichte, Kuchen, Chips und Süßkram solltest du in Maßen und nicht in Massen zu dir nehmen.

Verzichten musst du trotzdem nicht auf Kohlenhydrate. Komplexe Kohlenhydrate ist hier das Zauberwort. Vollkornprodukte gehören dazu, machen länger satt, haben mehr Vitamine und Ballaststoffe. Obst und Gemüse liefern ebenfalls komplexere Kohlenhydrate. Dazu zählen alle heimischen Beeren, Äpfel, Zitrusfrüchte, Bananen, aber auch Avocados, Kürbis und Paprika.

Nice 2 know: Meal-Prep wirkt Wunder!

Der Meal-Prep-Trick hilft bei einfachen Kohlenhydraten. Dein Blutzuckerspiegel steigt nicht so schnell, wenn Nudeln, Reis oder Kartoffeln erst einmal abkühlen und kalt beziehungsweise aufgewärmt gegessen werden. Die Stärkestruktur ändert sich durch das Abkühlen und unser Stoffwechsel hat davon ähnlich wie bei Ballaststoffen länger was.[48]

Fette, aber bitte mit Qualität

Schlechte Fette sind gesättigte Fettsäuren, die für Herz-Kreislauf-Erkrankungen, aber auch Verkalkungen im Körper verantwortlich gemacht werden. Sie finden sich in Butter, Margarine, Chips, Frittiertem, Fertignahrung, aber auch in Backwaren, Süßigkeiten, Eis, Palm- oder Kokosnussöl.

Gute Fette sind einfach oder mehrfach ungesättigte Fettsäuren. Sie wirken sich positiv auf unser Herz-Kreislauf-System, den Blutzuckerspiegel und Blutfette wie Cholesterin aus. Nachweislich senken sie Beschwerden bei Rheuma, aber auch Gelenkschmerzen in den Wechseljahren.[49] Zu den guten Fetten zählen Olivenöl, Leinöl, Rapsöl und Walnussöl. Omega-3-Fettsäuren, wie sie in frischem Fisch, Algen oder Nüssen vorkommen, sind ebenfalls top. Nüsse helfen zudem schnell gegen Hunger und liefern zusätzlich Kalzium – unsere Knochen danken es uns (s. Seite 119).

Nice 2 know: Vorbild mediterrane Diät

Das klingt alles nach mediterraner Diät, und damit sind nicht Döner, Gyros oder Croissant gemeint. Die Zusammensetzung aus guten Ölen, Salaten, Gemüse, Fisch und frischem Obst gilt in der Ernährungswissenschaft weiterhin als Vorbild. Die Kombinationen stärken unser Immunsystem und verzögern Alterserkrankungen wie Demenz oder Alzheimer.[50]

Zucker und Salz, die kleinen Verführer

Mit Zucker sollten wir uns nicht anlegen, denn er ist raffiniert. Ich weiß das, denn ich versuche seit Jahren mehr oder weniger erfolgreich zuckerfrei zu leben.[51] Zucker hat viele Namen und wird uns oft, ohne dass wir es merken, untergejubelt. Dank ihm schießt unser Blutzuckerspiegel in die Höhe, Energie wird übermäßig freigesetzt und unsere Leber muss alles ausbaden und abbauen. Zunächst steigt die Stimmung, was während der Menopause immer eine gute Idee ist. Der Blutzuckerspiegel sackt aber schnell wieder ab. Das ist Stress pur für den Körper und ein Stimmungskiller, schlechte Laune inklusive.

Zucker steht in Verdacht, für eine Reihe von Erkrankungen verantwortlich zu sein. Übergewicht, Fettleibigkeit, Allergien, aber auch schwere organische Schäden bis hin zu Krebs. Für mich persönlich zählt Industriezucker zu den Suchtmachern, ähnlich wie Alkohol oder Nikotin. Wir sollten ihn dringend reduzieren.

Leider gibt es nichts, was Zucker ersetzt und auch noch eine positive Wirkung bei Wechseljahresbeschwerden hätte. Deshalb können wir es an dieser Stelle kurzhalten: Reissirup, Kokosblütenzucker oder Alternativen wie Erythrit sollen unseren Blutzuckerspiegel immerhin länger auf einem Level halten. All diese Alternativen sind dennoch eine Form von Zucker, ebenso wie Honig, Dicksäfte oder Sirup. Wenn es süß sein soll, dann ist der Griff in die Obstschale die beste Idee – wenn auch die langweiligste, sollte frau sonst auf Double-Choc-Cookies oder Dubai-Schokolade stehen.

Salz fällt in eine ähnliche Kategorie wie Zucker. Es ist nötig für den Körper, zu viel schadet jedoch. Gerade in den Wechseljahren, also über einen Zeitraum von sieben bis zehn Jahren, sollten wir auf übermäßigen Salzkonsum verzichten. Warum? Salz lässt unseren Blutdruck steigen, weil wir mehr Wasser einlagern. Das erhöht den Druck auf die Gefäße, und Wassereinlagerungen entstehen. Auch entzieht der Mineralstoff dem Körper Kalzium, was

Osteoporose verstärken kann. Mehr als 5 Gramm Salz täglich sollten wir nicht essen. Das ist in etwa ein Teelöffel und steckt schon in einer Tiefkühlpizza.

Urlaub für die Verdauung

Ich faste seit fast 30 Jahren einmal pro Jahr, zwischen 10 und 14 Tage lang. Es gibt dann nur Brühe, Tee und etwas Saft. Das klingt bescheuert, aber einen Effekt hat die ganze Plackerei: Mein Körper regeneriert sich. Bye-bye Knochenschmerzen, Ödeme oder schuppige Haut. Während meiner Fastenzeit habe ich nie Wechseljahresbeschwerden. Wenn du durch das Fasten deine Ernährung anschließend auch nur ein wenig umstellst, weniger Bäcker-Sandwich und Fast Food, mehr Meal-Prep und frische Sachen, hilfst du deinem Körper sehr. Auch Intervallfasten mit der 8/16-Regel kann sinnvoll sein. Acht Stunden wird dabei normal gegessen, bevor eine 16-stündige Futterpause eingelegt wird. Im Prinzip wie beim Urzeitmensch, wo ja auch nicht immer ein Mammut als Snack vorbeikam.

Achtung: Falls du das erste Mal fastest, lass dich medizinisch beraten. Fasten versetzt den Körper erst mal in Stress und Fachleute können besser einschätzen, ob und wie du das Projekt sicher startest und was du in den Wechseljahren vielleicht beachten solltest.

Heilkraft aus dem Gewürzregal

Im Gegensatz zu Salz können Kräuter und Gewürze für den entscheidenden Kick sorgen. Nebenbei kicken sie auch bei Wechseljahresbeschwerden. Hier eine kleine Liste der Pflanzen, die keinesfalls in deinem Gewürz- oder Teeregal fehlen sollten.

Salbei

Ausgerechnet ein Tee hilft gegen Hitze. Salbei hat eine antibakterielle Wirkung und reguliert unsere Schweißproduktion – ein Plus bei Hitzewallungen. Ich persönlich mag Salbei lieber kurz angebraten über Pasta oder einem Salat.

Zimt

Das warm anmutende Gewürz ist nicht nur im Winter ein Blutdrucksenker, sondern kann außerdem krampflösend und bei Gedächtnisschwäche wirken. Ceylon-Zimt soll im Vergleich zu anderen Zimtsorten besonders viele gesundheitsfördernde Inhaltsstoffe haben.

Ingwer

Die kleine Knolle zählt zu den Gewürzen, obwohl sie auch als Gemüse durchgehen würde. Als Tee oder Pulver ist Ingwer jedem bekannt. Als Heilpflanze wirkt er antibakteriell, lindert Erkältungen und fördert die Durchblutung. In der traditionellen chinesischen Medizin wird Ingwer bei Gelenk- und Muskelschmerzen, Rheuma und Arthritis eingesetzt.

Rotklee

Die kleine Kleepflanze rasiere ich im Sommer auf dem Rasen eigentlich immer weg – offenbar ein Fehler. Rotklee enthält östrogenartige Stoffe, die bei Schlafstörungen, Stimmungsschwankungen und Hitzewallungen helfen sollen. Vor allem die Blüten eignen sich für einen Salat oder getrocknet als Tee. Ich habe es noch nie probiert, würde es aber auf einen Versuch ankommen lassen.

Kurkuma

Zu den Ingwergewächsen zählt auch Kurkuma. Die gelbfärbende Knolle fehlt in keinem Curry. Sie hilft bei Entzündungen und mindert Hauterkrankungen wie Schuppenflechte oder Akne in der Menopause. Bei einer Studie linderten Kurkumatabletten Gelenkschmerzen genauso gut wie eine hohe Dosis Ibuprofen.[52]

Schafgarbe

Diese Pflanze schmeckt so, wie sie klingt: recht eigenwillig. Die Bitterstoffe machen die Schafgarbe nicht zum beliebtesten Kraut. Sie fördert aber die Durchblutung, stärkt unser Blutsystem und beugt Krampfadern vor.

Johanniskraut

Hier ist wichtig, dass es sich um echtes Johanniskraut handelt. Das erkennen wir daran, dass die gelben Blüten beim Zerreiben rot werden, eine Art Safran-Effekt. Johanniskraut kann über seine Inhaltsstoffe die Stimmung heben und Schlaflosigkeit bekämpfen.

Frauenmantel

Der heißt so, weil sich die Blätter wie ein glockenartiger Mantel ausbreiten, und wird schon seit Jahrhunderten in der Frauenheilkunde eingesetzt. Frauenmantel lindert Menstruationsbeschwerden, in den Wechseljahren auch Entzündungen der Gelenke und Hitzewallungen. Er gleicht unsere Stimmung aus und lässt uns ruhiger werden. Bis der Nutzen eintritt, sei frau allerdings ertrunken, sagen Nutzerinnen. So viel Tee kann frau gar nicht picheln, dass auch nur eine Hitzewallung davon verschwindet.

Hopfen

Wer jetzt hier auf das entspannende Feierabendbierchen hofft, den muss ich enttäuschen. Beim Hopfen geht es um die getrockneten Dolden oder Auszüge in Kombination mit anderen Kräutern, verwendbar zum Beispiel als Tee. Extrakte aus Hopfen in Kombination mit Baldrian und Traubensilberkerze gibt es als Tropfen oder Kapseln. Die Stoffe sollen beruhigend auf die Psyche sowie schlaffördernd wirken und gelten als Entzündungshemmer.

Phytoöstrogene als botanische Botenstoffe

Stoffe aus Pflanzen, die eine östrogenartige Wirkung haben und damit unsere Östrogen-Rezeptoren auf Sendung bringen, heißen Phytoöstrogene. Sie stecken unter anderem in Soja, Leinsamen und Hopfen und wir können sie mit unserem täglichen Essen aufnehmen. Seit eine Kollegin durch mich weiß, dass in Rotwein Phytoöstrogene nachgewiesen wurden, ist sie deutlich zufriedener in ihrer Menopause.[53] Das versöhnt sie ein kleines bisschen mit ihren Wechseljahren. Aber klar: Bis Phytoöstrogene auch nur im Ansatz die gleiche Wirkung wie körperlich hergestelltes Östrogen erzielen, wären wir überfuttert. Es kann Wochen dauern, bis wir eine Wirkung feststellen. Sie können aber eine gute Grundlage sein, vor allem bei weniger starken Wechseljahresbeschwerden.

Leinsamen

Die kleinen Samen enthalten Lingane, einen phytoöstrogenen Stoff. Er wird über unseren Darm aufgenommen und wirkt wie Östrogene bei zahlreichen Wechseljahresbeschwerden. Interessant ist, dass das Deutsche Krebsforschungszentrum den Linganen eine krebshemmende Wirkung zuschreibt.[54]

Soja, Kichererbsen und Co.

Ja, unbedingt. Sie sind nicht nur Eiweißlieferanten, sondern enthalten Isoflavone. Diese Phytoöstrogene haben eine ähnliche Wirkung wie die sonst in den Eierstöcken produzierten Östrogene. Im asiatischen Raum werden mehr Soja, Kurkuma und Kichererbsen konsumiert, die Wechseljahresbeschwerden sind in diesen Ländern offenbar weniger. Die Ernährung könnte demnach wirklich eine Rolle spielen. Wer auf Heimatprodukte setzt, ist mit Bohnen oder Linsen gut aufgestellt.

Fenchel

Die Fenchelknolle hat einen hohen Anteil von Phytoöstrogenen, die in einer Studie nachweislich Linderung bei klimakterischen Beschwerden gebracht haben.[55] Fenchel steigert unsere Konzentrationsfähigkeit und erweitert moderat die Blutgefäße. Die Samen werden in der asiatischen Küche oft verwendet, geben aber auch Salatsoßen oder selbst gemachtem Knäckebrot eine tolle Note.

Granatapfel

In der Küche sieht es zwar aus wie nach einer Operation, wenn man einen frischen Granatapfel zubereitet, weil der rote Saft überall hinspritzt, aber für die Wechseljahre ist das Ding ein Ding. Die kleinen Kerne schmecken fruchtig herb, schützen Darm, Herz und Leber. Sie stecken voller Phytoöstrogene. Gegen die Sauerei in der Küche hilft übrigens ein Trick: die Frucht unter Wasser öffnen. Die kleinen Kerne kann man so bequem und ohne Sauerei aus der Schale pulen, nichts spritzt an die Wände. Die ganz Cleveren unter uns kaufen die Kerne schon ausgepuhlt aus dem Kühlregal.

Achtung: Bei chronischen Erkrankungen oder regelmäßiger Medikamenteneinnahme solltest du dich beim Granatapfel beraten lassen. Auf die Dosis kommt es an. Schon ein Glas Granatapfelsaft am Tag kann den Abbau von Medikamenten in der Leber verlangsamen.

Nahrungsmittel sind etwas anderes als Lebensmittel. Wir können in den Wechseljahren zwar das Rad nicht zurückdrehen, aber über unsere Ernährung doch eine ganze Menge steuern. Das ist anstrengend, aufwendig und erfordert jeden Tag aufs Neue Überwindung. Ich denke, da geht es vielen von uns ähnlich. Wir haben in jedem Alter selten Langeweile. Neben der eigenen Familie hat man sich um den Job zu kümmern. Um Eltern, die nicht mehr so fit sind. Um die eigene Beziehung, ein ausgeglichenes Konto, genauso wie um ein ebensolches Gemüt. Wohnung, Leben, Steuererklärung – der Alltag schlaucht. Wenn unsere Hormone dazwischenfunken, bleibt für den vitaminreichen Kohlrabi-Auflauf mit gedünstetem Seidentofu und Schnittmangold nicht immer die Zeit. Der Scheiblettenkäse ist einfach schneller auf dem Tisch. I feel you. Deshalb lautet die Devise: kleine Ziele setzen und das alltägliche Verhalten anpassen. Vielleicht ist dein erstes Ziel: ein Glas Wasser mehr am Tag trinken. Oder einmal die Woche einen Tag lang auf Weißbrot verzichten. Vielleicht ersetzt du in einer Mahlzeit die Fleischwurst durch Hülsenfrüchte oder greifst beim Einkauf öfter zur Beerenschale statt zur Schokocreme. Schon kleine Veränderungen können langfristig viel bewirken. Das Gleiche gilt übrigens im Bereich Bewegung. Zu dem kommen wir jetzt.

Training, Bewegung, Sport

Energie tanken wir nicht nur über unsere Ernährung, sondern auch über Fitness. Es ist also nicht verkehrt, beides in Balance halten, um als Menopausenqueen durch die Wechseljahre zu kommen. Wenn du das regelmäßig schaffst, klasse! Aber viele schaffen es nicht so richtig – zwischen Alltag und manchmal einem bleiernen Gefühl, dass alles zu viel ist.

Vielleicht hilft das richtige Mindset: Wir machen Dinge nicht für andere, sondern für uns. *Uns* geht es besser, wenn wir uns bewegen – nicht der Fitnessuhr, unserem Partner, der Freundin oder dem Algorithmus auf Social Media.

Astrid:
»Wer länger sitzt, ist früher tot.«

Wechseljahresbeschwerden wegtrainieren

Ladies, Bewegung! Entweder du bist schon gut unterwegs, dann gerne weiterblättern. Oder aber du verpasst die Chance, deine Wechseljahre für dich zu gestalten. Mehr Bewegung in den Alltag zu integrieren, heißt nicht gleich, einen Marathon zu laufen. Es geht vielmehr um Trainingseinheiten, die leistbar sind. Du tust *dir* etwas Gutes, und vor allem können sich auch mit kleinen Einheiten ein paar Symptome der Wechseljahre verbessern.

Durchblutung ankurbeln, jünger aussehen

Sport senkt nicht nur das Thromboserisiko und den Blutdruck. Gehirn, Muskulatur, Herz – alles wird durch die Bewegung besser mit

Blut versorgt. Sobald sich unser Herzschlag beschleunigt, steigt der Sauerstoffgehalt in unseren Zellen. Sport ist also nicht nur nach innen eine Verjüngungskur, sondern auch nach außen. Bei meiner Haut und Faltentiefe müsste ich allerdings die nächsten acht Monate dauerhaft trainieren, um bleibende Erfolge zu erzielen.

Knochen stärken, Osteoporose vorbeugen

Durch Bewegung wird unser Stoffwechsel angeregt, und der ist ein Big Player bei der Mineralstoffversorgung unserer Knochen. Regelmäßiges leichtes Training erhöht die Knochendichte. Um Osteoporose vorzubeugen beziehungsweise zu verlangsamen, kann Sport also helfen.

Stress reduzieren für weniger Stimmungsschwankungen und mehr Schlaf

Bewegung reduziert unsere Stresshormone, und Stress hat unser Körper aufgrund der Wechseljahre schon genug. Cortisol, Adrenalin und Noradrenalin steigen unter Bewegung an. Sport stärkt dabei unser vegetatives Nervensystem, macht uns gelassener und kann auch bei depressiven Phasen helfen. Wenn wir Stress abbauen, hat das zudem einen wunderbaren Nebeneffekt: besseren Schlaf. Schon der kleinste Spaziergang an freien Tagen bringt uns runter und unseren Körper auf ein Entspannungslevel.

Gewichtskontrolle auch im Ruhezustand

Vielleicht sollte ich besser *Kalorienverbrauch* schreiben. Denn Bewegung lässt uns irgendwann sozusagen im Schlaf Kalorien verbrauchen. Sobald unsere Muskeln regelmäßig ein wenig gefordert werden, verbrennen sie Kalorien. Wo keine Muskeln sind, da fehlt dieser Brennofen. Bewegung ist ein Schlüssel.

Stabile Psyche gegen Ängste

Sport bringt Gefühle ins Gleichgewicht. Regelmäßige Bewegung kann helfen, mit Unsicherheiten und Ängsten umzugehen. Psychiater gehen davon aus, dass sich durch Sport Muster durchbrechen lassen. Wenn wir Leistung erbringen, erhöht das die Selbstwirksamkeit und damit auch direkt unser Selbstbewusstsein. Je stärker wir mental werden, umso sicherer wird unser Umgang mit den Phasen der Wechseljahre.

10 Alltagstipps für die Sportsqueen in dir

Du musst keine Triathletin sein, um Bewegung in deinen Alltag zu bringen. Oft sind es die kleinen Veränderungen, die Großes bewirken, gerade in den Wechseljahren. Diese zehn alltagstauglichen Tipps helfen dir dabei, deine innere Sportsqueen zu wecken, ohne dein Leben komplett auf den Kopf zu stellen.

#1: Handywoman

Steh auf und lauf herum, während du telefonierst, Nachrichten schreibst oder Sprachnachrichten verschickst. Entweder werden die Gespräche deutlich kürzer oder du sorgst in kleinen Etappen für ausreichend Bewegung über den Tag verteilt.

#2: Zahnputz-Challenge

Mal ehrlich: Es gibt kaum eine sinnlosere Zeit als das Zähneputzen. Wir stehen ein, zwei Minuten vor dem Spiegel und schauen uns beim Schrubben zu. Nutze die Zeit und balanciere. Auf einem Bein werden zahlreiche Muskeln und unser Gehirn aktiviert. Es sind zwar nur vier Minuten täglich, aber in einer Woche kommst du auf ungefähr eine halbe Stunde Training. Das geht auch bei allem anderen, was du regelmäßig machst.

#3: Fußvolk

Sei es die Treppe, der Weg zum Einkaufen oder vielleicht ganz zur Arbeit: Leg dir Tage fest, an denen du laufen wirst – ja, auch bei Schnee oder Regen. Und wenn du doch das Auto nimmst, dann nimm gleichzeitig den Parkplatz, den niemand will – ganz hinten.

#4: Jogging

Keine Angst, ich meine hier Jogging für das Gehirn. Löse Kreuzworträtsel, Online-Games oder einen Knoten, den dein Partner in ein Band oder einen Schnürsenkel gemacht hat. Hauptsache, du forderst deine Denkfabrik.

#5: Sex

Der Effekt wird zwar in Sachen Kalorienverbrauch vollkommen überschätzt, denn es sind selten mehr als 100 bis 200 Kalorien, die wir verbrennen. Aber allein schon das Muskeltraining ist es wert. Neben dem Entspannungseffekt und einer befriedigenden Erschöpfung – klar.

#6: Werbe-Workout

Manchmal ruft uns einfach die Couch. Völlig in Ordnung. Mach einfach in jeder Werbepause 10 Kniebeugen, 10 Hampelmänner und/oder 10 Sekunden Plank. Ja, du darfst dabei auch fluchen – das ist gut für die Bauchspannung.

#7: Wartung

Ob in der Schlange beim Bäcker oder an der Bushaltestelle: Spanne abwechselnd Gesäßmuskeln, Beckenboden oder Bauch an. Keine Sorge, niemand der Umstehenden merkt etwas davon. Die meisten werden mit ihrem Handy beschäftigt sein, manche vielleicht auch mit der eigenen Wartung.

#8: Dancing Queen

Mach aus Hausarbeit ein Tanztraining: Beim Einräumen der Spülmaschine oder beim Wäschelegen einfach die Hüften kreisen lassen – egal ob zu Beyoncé oder Barry White. Gute Laune ist damit programmiert.

#9: Wahlpflichtfach

Such dir eine Sportart, bei der du nicht ständig auf die Uhr schaust. Du musst nicht joggen, wenn du lieber tanzt. Finde deine Art, dich gern zu bewegen: im Wasser, auf dem Rad oder vor dem Boxsack. Alles ist erlaubt.

#10: Verabredung

Seien es Spaziergänge oder Federball im Hinterhof: Wer sagt, dass Bewegung kein soziales Event sein darf? Triff dich mit deinen Freundinnen statt zu Hause oder im Café doch mal im Freien. Bewegung in Gesellschaft vergeht wie im Flug – und macht doppelt Spaß.

Kurzum: Mach Bewegung zu deiner täglichen Routine. Mach dich aber auch nicht verrückt, wenn es nicht immer so klappt. Wie gesagt: Kleine Ziele sind realistischer.

Queens Messages

In den Wechseljahren wird der Körper zur Baustelle – mal wackelt die Hormonstatik, mal knirscht es im Bewegungsapparat. Und dann soll man auch noch auf die Ernährung achten. Klingt nach viel? Ist es manchmal auch. Aber keine Sorge: Hier kommt ein Quickcheck, was in deinem Körper und Kopf passieren kann – plus erste Hilfe.

Body

- Die Beschwerden je nach Phase in den Wechseljahren sind unterschiedlich intensiv, unterschiedlich lang.
- Du kämpfst mit Gewichtsproblemen.
- Dein Vitamin- und Mineralhaushalt kann schwanken, behalte ihn im Blick.
- Fördere deinen Schlaf mit festen Zeiten und sinnvollen Ritualen.
- Sport schützt deinen Body und deine Zellen vor Alterung.

Soul

- Du hast Zweifel, ob es wirklich Hilfe genau für deine Beschwerden gibt. (Spoiler Alert: Doch, gibt es!)
- Setze dir kleinere Ziele und feiere schon kleinste Erfolge.
- Sei achtsam und gelassen dir selbst gegenüber.
- Habe Geduld mit Kindern, Partner und Umfeld.
- Habe ebenfalls Geduld bei deinen ersten Therapieschritten.

Service

- Hormontherapie: ja oder nein? Du entscheidest!
- Checke die Medikamente, die du einnimmst, ob sie deine Wechseljahresbeschwerden verstärken können.
- Ergänze Proteine und Phytoöstrogene im Speiseplan.
- Reduziere Zucker, Salz, Alkohol und Zigaretten.
- Notiere jeden Morgen drei Dinge, über die du dich freust.

Egal ob Sport, Schokokuchen, die Wahl des Outfits oder des Partners – wir haben an allem einen großen Anteil und könnten entsprechend unser Handeln steuern. Oft stellen wir aber fest: *Verflixt, das Leben läuft anders als gedacht!* Und das kann daran liegen, dass wir manche Sachen nicht so genau wissen wollen.

UNANGENEHME WAHRHEITEN

Es gibt inzwischen mehr Influencerinnen und Influencer für die Menopause als Symptome der Wechseljahre. Und das allein in Deutschland. Es gibt richtig gute Informationen, Tipps und Leitfäden, an denen wir uns orientieren können.

Es gibt aber auch wahnsinnig viel Mist und gefährliches Halbwissen, das sich hartnäckig hält – vor allem in sozialen Medien, wo sich Reichweite nicht immer mit Fachkompetenz deckt.

Ich bin immer dafür, sozusagen technologieoffen an neueste Erkenntnisse und auch kleinste Verbesserungsvorschläge heranzugehen. Ein möglichst positives Mindset und die Routine, mir jeden Tag drei gute Dinge aufzuschreiben, gehören dazu. Vor zehn Jahren hätte ich das noch als esoterisch abgelehnt. Heute weiß ich: Es macht tatsächlich einen Unterschied.

Geldquelle Menopause

Deutlich radikaler geht Jennifer Garrison vor. Sie ist Neurowissenschaftlerin am Buck-Institut für Altersforschung in Kalifornien und will die Menopause abschaffen.[56] Unsere Eierstöcke sind das erste Organ, das vor allen anderen altert und seinen Dienst quittiert. Garrison will herausfinden, warum das so ist und wie dieser Prozess aufgehalten werden kann. Ausgerechnet ein Stoff, der unsere Immunabwehr ausschalten soll, könnte dabei wichtig sein: Rapamycin wird nach Organtransplantationen eingesetzt, um die Abstoßung zu verhindern. In Studien hat es aber auch Zellen verjüngt und Leben verlängert. Es war zwar das Leben von Fruchtfliegen und Mäusen, aber beide Spezies hätten durch die Behandlung eine 14 Prozent höhere Lebenserwartung gehabt.

Fruchtfliegen. Mäuse. Das klingt nicht nach Nobelpreis, sondern nach chemischer Keule zur Schädlingsbekämpfung. Aber so hat es in der Medizin immer angefangen. Die ersten Hormontherapien für die Menopause basierten auf Östrogenen, die aus Stutenurin gewonnen wurden. Das Präparat *Premarin* hatte den Begriff *pregnant mare* für trächtige Stute schon in sich. In Deutschland war später *Presomen* im Einsatz, bis nach der WHI-Studie zum erhöhten Brustkrebsrisiko (s. Seite 125) beides in Deutschland vom Markt genommen wurde.

Jennifer Garrison will grundsätzlicher an die Menopause gehen. Nicht erst, wenn Hormone weniger und von außen ersetzt werden. Sie will die Eizellen jung halten, denn die werden nicht nur weniger, sondern die Qualität nimmt mit zunehmendem Alter ab. Garrisons Formel lautet überspitzt gesagt: junge Eizellen, funktionierende Eierstöcke, weniger Falten und weniger kaputte Knochen. Dabei geht es nicht darum, dass Frauen ab 50 Jahren noch Kinder

Fun Fact: Stutenpower mit Nebenwirkungen

In den USA wird Stutenurin weiterhin in Medikamenten zur HRT verwendet. Um sich gegen Schadenersatz abzusichern, ist der Beipackzettel mit Krebswarnung und Nebenwirkungen inzwischen länger als die Liste der Anwendungsbeispiele bei Wechseljahresbeschwerden.

bekommen sollten. Dazu braucht es mehr als topfitte Eibläschen. Garrison ist mit ihrer Forschung noch am Anfang, hat aber vor allem die Nebenschauplätze im Blick, wenn Frauen nicht nur mit ihrer Gesundheit, sondern mit einem gesamten System zu kämpfen haben.

In ihrer heißen Phase wollen 40 Prozent aller Frauen ihren Job hinschmeißen, so die Wissenschaftlerin. Top im Beruf, Handicap Wechseljahre – das ist etwas, das Männer im gleichen Alter nicht in dem Maße beeinträchtigt. Es ist eine weitere Benachteiligung, da Frauen naturgemäß durch Schwangerschaft und Geburt bereits vorher im Beruf eingeschränkt sind. Weltweit entstehen der Wirtschaft jedes Jahr Verluste von circa 150 Milliarden Dollar durch Frauen, die ab der Menopause nicht mehr voll leistungsfähig sind. Politik und Unternehmen könnten also durch eine solide gesundheitliche Versorgung richtig Geld sparen.

Top of the Pops – was wirklich hilft

Ans Geldausgeben denkt wiederum die Industrie. Das Potenzial von 26 Prozent der Weltbevölkerung in der Menopause ist vor allem in den USA inzwischen erkannt.[57] Lassen wir das mal kurz einsinken: Hier geht es um ein Viertel der Menschen weltweit; da kommen wir bei 8,2 Milliarden Personen auf über 2 Milliarden. Ich war zwar nie gut in Mathe, aber ich glaube, wenn nur jede vierte Frau an irgendeiner Stelle Geld für Wechseljahresprodukte ausgibt, kommt einiges zusammen. Wo eine potenzielle Kundschaft ist, da sind auch diverse Angebote jenseits der Hormontherapie – so sinnvoll oder sinnlos sie auch seien mögen. Die gängigsten Top-Behandlungen, aber auch merkwürdigsten Flop-Behandlungen habe ich einmal zusammengefasst.

Top #1: Akupunktur

Erst krampft der Unterleib als Zeichen für unsere Fruchtbarkeit, dann krampfen die Muskeln an den Beinen als Zeichen des Alterns. Krämpfe gehören zu uns Menopausierende wie Joko zu Klaas. Akupunktur kommt aus der traditionellen chinesischen Medizin und hat die Grundannahme, dass wir von Lebensadern nur so durchzogen sind. Gibt es Störungen in einem Bereich, kann man mittels kleiner Nadeln den Energiestrom wieder in die richtigen Bahnen leiten. Wer schon einmal wie ein Igel bei so einer Behandlung war, weiß: Es ist auf jeden Fall ungeheuer entspannend. Wissenschaftler von dänischen Universitäten haben das auch in einer Studie bestätigt, und noch mehr: Akupunktur hilft demnach bei Hitzewallungen.[58]

Top #2: Kältetherapie

Im Leistungssport ist die Kältetherapie enorm beliebt, da es die Regeneration der Muskeln fördern soll. Fußball-Nationalspieler Per Mertesacker hat die Behandlung nach dem knapp gewonnenen WM-Achtelfinalspiel gegen Algerien 2014 zu deutschlandweitem Ruhm gebracht: Erst schaltete er verbal einen Reporter aus, dann kündigte er eine Erholungssequenz in der Eistonne an. In den Wechseljahren soll Kälte helfen, den Kreislauf zu stabilisieren. Dadurch nähmen Schlafstörungen ab, ebenso wie Hitzewallungen.

Top #3: Kräuterbehandlung

Das geht noch mal in die Ernährungsecke, ist aber deutlich ausgefuchster. Kräuter helfen bei Husten, Schnupfen, Bauchweh. Sie können Fieber senken, das Zahnfleisch heilen und kalte Füße wärmen. Kräuter kann man essen, als Tee trinken, als Aufguss einatmen oder sich damit einreiben. Kurzum: Kräuter sind Multitalente, wie man sie sonst nur unter deutschen Fachkräften sucht. Ein paar Kräuter, die bei Wechseljahresbeschwerden helfen können, habe ich dir ab Seite 141 zusammengestellt.

Top #4: Aromatherapie

Was die alten Ägypter Jahrtausende gemacht haben, kann doch nicht so verkehrt sein. Ätherische Öle werden zur Beeinflussung unserer Gesundheit eingesetzt. Sie können beruhigen und sollen krampflösend, schmerzlindernd oder entzündungshemmend wirken. Wir reden von Ölen, die auf der Haut angewendet werden. Bevor du jetzt Öl aus dem Supermarkt über deinen Körper gießt: Ätherische Öle, die diese Wirkung haben sollen, sind meistens sehr teuer. Lavendel- oder Salbeiöl zur Schlafförderung, aber auch Bergamotte bei Entzündungen werden sanft einmassiert. Sie sind qualitativ hochwertig und nicht mit der Weihnachtsmischung für die Duftkerze vergleichbar.

Flopstars der Wechseljahre – was du dir sparen kannst

Eine unangenehme Wahrheit ist, dass einiges bei unserer Schönheit anders wird. Eines Morgens wachst du auf und verträgst dein Make-up nicht mehr, obwohl du das schon seit Jahrzehnten nimmst. Vom Lidschatten bekommst du vielleicht einen fiesen

15-Sekunden-Ausschlag. So lange dauert es, bis sich deine Haut mit Schuppenflechte gegen das Augen-Make-up wehrt. Shampoos, die vorgestern noch wunderbar gepflegt haben, versetzen deine Haare jetzt in einen Zustand der energielosen Kapitulation. Es helfen an der Stelle nur zwei Dinge: Ruhe bewahren und rigoros abrüsten. Je weniger du deiner Haut zumutest, umso dankbarer wird sie. Wer nicht jeden Tag geschminkt im Job erscheinen muss, lässt die Spachtelmasse ein paar Tage weg. Bei Shampoos wird die Sache schon schwieriger. Ich habe in der Hochphase der Unverträglichkeiten ganz gute Erfahrungen mit Babyshampoos gemacht. Die sind oft dermatologisch getestet und mit deutlich weniger Zusatzstoffen ausgestattet.

Und während wir uns mühsam durch den neuen Verzicht testen, steht die Industrie längst bereit: mit teuren Zaubercremes, Heilenergie und Schönheits-OPs, die angeblich alles rückgängig machen. Das gilt auch für Websites, Accounts und Videos, die mit einfachen Mitteln schnelle Lösungen versprechen. Auf Insta, TikTok und Co. werden Nahrungsergänzungsmittel vertickt sowie Diäten und zweifelhafte Hilfsmittel angeboten. Das Jade-Ei hätte ich jetzt als Osterdeko vermutet, es soll aber vaginal bei Beckenbodenschwäche genutzt werden. Ähnlich wie die auf Seite 75 beschriebenen Vaginalkegel, die man in jedem Drogeriemarkt kaufen kann. Einfach gesagt: Rein damit und die Muskeln im unteren Bereich machen Workout. Ich bin unentschlossen. Hardware ist mir im Computer lieber. Es gibt etliche Flops, die uns Firmen andrehen wollen, die unser Bestes im Sinn haben: unser Geld.

Flop #1: Ashwagandha

Es klingt nach einer asiatischen Millionenstadt, ist aber eine Pflanze, die auch Schlafbeere oder indischer Ginseng genannt wird. Zahlreiche Präparate kursieren im Netz dazu, genauso wie eine Warnung des Bundesinstituts für Risikobewertung (BfR) aus dem Jahr 2024. Die Pulver oder Pillen aus Ashwagandha gelten als Nahrungsergänzungsmittel. Wissenschaftlich belegt sind Wirkungen wie Verringerung von Depressionen, Entzündungsbekämpfung oder bessere Spermien bei Männern nicht. Dafür gibt es aber Belege für Übelkeit, Durchfall, Kopfschmerzen und Hautausschläge. Das BfR warnt deshalb vor möglichen Gesundheitsrisiken.[59]

Flop #2: Blasenband

Ich kenne Frauen, die sich wegen leichten Urinverlusts ein Blasenband haben einsetzen lassen – in einer OP, die nicht einmal eben in der Mittagspause erledigt werden kann. Das Band soll die Harnröhre einengen und theoretisch das Auslaufen verhindern. Es behindert aber auch generell das Wasserlassen, weshalb der Urin nur noch in einem feinen Strahl fließt. Blasenentzündungen können die Folge sein, manchmal schlägt man sich jahrelang damit herum. Im Alter werden solche Blasenbänder dann zusätzlich zur Falle, weil sie im Gewebe verwachsen. Hausärztinnen oder Hausärzte raten zu solchen OPs, so wurde es mir geschildert. Bei Inkontinenz würde ich immer erst beim Höhlenforschungsteam vorsprechen und sozusagen gestern schon mit Beckenbodentraining anfangen.

Flop #3: Geistheilung

Reiki gehört dazu. Es wird als eine therapeutische Energiearbeit umschrieben, die energetische Blockaden lösen soll. Durch Handauflegen soll die Lebensenergie geteilt und damit Beschwerden gelindert werden. Unser Body wird in der esoterischen Lehre in sieben Chakren unterteilt, vom Kronen- bis zum Wurzelchakra. Ein drittes Auge haben wir auch noch, was man bei gelegentlicher Augentrockenheit vielleicht ja sogar gebrauchen kann. Wissenschaftliche Belege zu Reiki in der Menopause habe ich nicht gefunden. Ob es hilft, entscheidest du.

Flop #4: Magnettherapie

Elektromagnetische Impulse sollen angeblich gegen Schlafstörungen, Arthrose und Nervenschmerzen helfen. Tinnitus, Migräne und Rheuma verschwinden, sogar Knochenbrüche heilen besser. Das schreibt der Bund Deutscher Heilpraktiker auf seiner Website zur Magnetfeldtherapie. Ein Knaller, der offensichtlich zu wenig eingesetzt wird. Magnetfeld klingt nach Decken und Kaffeefahrten, wo sie den Menschen aufgequatscht werden. Inzwischen ist der Markt erweitert um Pferdebesitzer, die solche Matten in Übergröße auf Pferderücken packen und sich schnelle Muskelregeneration und Entspannung für ihren Sportpartner erhoffen – für völlig überteuertes Geld, denn so eine Decke liegt im Einkauf zwischen 2500 und 4000 Euro. Quarks Science Cops ist ein Wissenschaftspodcast, der sich mit Sinn und Unsinn von Magnetfeldtherapien beschäftigt hat. Spoiler Alert: Nichts von den versprochenen Ergebnissen lässt sich überprüfen, wissenschaftlich gibt es keinen Beweis für irgendeine Wirkung. Reinhören lohnt sich.[60]

Flop #5: Ozontherapie

Bei der großen Variante dieser Therapie werden uns bis zu 200 Milliliter Blut entnommen, mit Ozon angereichert und dann wieder in die Venen gespritzt. Bei der kleinen Variante wird weniger Blut entnommen und anschließend in einen Muskel injiziert. Ozon soll eine keimabtötende Wirkung haben. Bakterien, Pilze und Viren hätten keine Chance. Kein Wunder, dass die Panik damals beim Ozonloch so groß war, denn ohne Ozonschicht könnte vieles dem Erdboden gleichgemacht werden. Als Therapie soll das Gas vor allem die Durchblutung anregen. Einfach gesagt: Es soll uns verjüngen. Bei einer dritten Variante wird Ozon uns in den Hintern geblasen und ich kann nicht glauben, dass ich das jetzt schreibe. Es heißt dann Darmbegasung und soll untenrum so richtig aufräumen. Das macht das Ganze zumindest zu einer Therapie, die ich aus Gründen nicht vor einem geschäftlichen Abendessen oder dem Elternabend empfehlen würde. Fundierte wissenschaftliche Erkenntnisse – nope.

Flop #6: Schlangentherapie

Haben wir doch sicherlich alle im Haus, unsere Boa constrictor als mentale Unterstützung bei Schlaflosigkeit. In einigen Kulturen soll die Schlange dem weiblichen Körper helfen, durch die Wechseljahre zu kommen. Da sind wir im Bereich Geistheilung, siehe oben. Die Energie des Tieres wandert angeblich auf die Frau und unterstützt sie, sich durch die Wechseljahre zu winden. Frauen müssen das Tier dazu berühren, idealerweise am Körper halten. Viel Spaß mit so einer Würgeschlange. In der Praxis habe ich das in Deutschland nicht gefunden, wohl aber Schlangengifttherapien, die auch bei Wechseljahren eingesetzt werden. Da geht es um Enzyme und dass man durch das Gift die Selbstheilung des Körpers aktivieren will.

Flop #7: Wünschelrute

Stöckchen in die Hand und ab auf die Suche nach fehlerhaften Erdstrahlen. Wer so unterwegs ist, sucht nach äußeren Einflüssen, die unsere Wechseljahre angeblich noch schwieriger machen. Sind die Strahlen zu hoch, ist der Schlaf schlecht oder unsere Flushes haben Saunaniveau. Ob die Suche mit der Wünschelrute hilft, kann ich nicht beurteilen. Im schlechtesten Fall leben wir auf einem schlechten Erdstrahlenfeld und müssen zur Abhilfe unser Haus drehen. Ob da jeder Vermieter mitmacht, muss ausprobiert werden.

Flop #8: Vaginal-Rejuvenation

Wenn du denkst, du hast schon alles gehört, dann beschäftige dich intensiver mit kosmetischen Behandlungsmethoden für Frauen. Ich bin ja schon beim Bleaching des rektalen Bereichs vor vielen Jahren gedanklich ausgestiegen. Es war Trend, hinten herum den dunkleren Bereich des Afters in einen optisch sauberen Hautton zu verwandeln. Da muss jemand schon sehr viel Langeweile haben, bis einem das einfällt. Es ist jetzt ja nicht so, dass ich jeden Tag exakt diesen Bereich beobachte und mich über die Farbgebung dort ärgere.

Bei der Vaginal-Rejuvenation wird wiederum der Vagina eine Renovierung verpasst. Ein Vaginallaser soll gegen die Trockenheit helfen. Er stärkt angeblich die Beckenbodenmuskulatur, stellt die Feuchtigkeit wieder her, baut Spannkraft auf. Im besten Fall sei so auch Inkontinenz gut behandelbar. Es gibt, vor allem in größeren Städten, immer mehr Praxen, die diese Behandlung anbieten. Ab 250 Euro aufwärts kostet eine Sitzung, mit der es aber nicht getan ist. Ich habe auch schon Angebote von 8500 Euro im Netz gesehen – dann mit Straffung der Beckenbodenmuskulatur plus Eigenfettbehandlung, um die Vagina zu unterfüttern.

Die Vor- oder Nachteile der vaginalen Laser-Rejuvenation sind in der Praxis nichts, worüber ständig diskutiert wird. Bei Recherchen bei Gynäkologinnen und Gynäkologen habe ich in ziemlich fragende Gesichter geblickt. Vaginale Lasertherapie unter der Überschrift *Verjüngung* hatten sie noch nie gehört.

Flop #9: Vampir-Lifting

Ebenfalls teuer ist das sogenannte Vampir-Lifting. Frau sieht zwar während der Behandlung aus, als wäre Dracula radikalisiert, aber ein Effekt soll da sein. Vampir-Lifting ist jetzt keine klassische Wechseljahrestherapie. Es geht mehr um den kosmetischen

Eindruck, das Altern insbesondere im Gesicht aufzuhalten. Beim Vampir-Lifting sind wir unser eigener Blutsauger. Aus unserem Blut wird Blutplasma gewonnen, das mit Mikronadeln um optische Problemzonen gespritzt wird. Die ersten Tage danach sollte man das Haus nicht verlassen, um andere Menschen nicht unnötig zu verstören. Nach ein paar Tagen setzt angeblich die verjüngende Wirkung ein. Die Behandlung soll man regelmäßig im Abstand von ein paar Monaten machen – wenn man denn ausreichend Zeit hat, sich zu isolieren, und das Konto ein entsprechendes Guthaben aufweist.

Flop #10: Kollagen-Zusatz

Egal ob in Cremes oder als Nahrungsergänzung zum Trinken: Kollagen wird gerade für Frauen in der Menopause gehypt. Das Protein ist wichtig für unsere Haut, hält sie feucht und elastisch. Die Werbung verspricht, dass selbst die dicksten Augenringe durch Kollagenbooster verschwinden. Als Shake oder Shot wird es als Kick für die Gesundheit angepriesen. Wissenschaftler gehen allerdings davon aus, dass sich der Nutzen für unsere Haut sowohl beim Schmieren als auch beim Trinken in Grenzen hält. Kollagen kann unsere Hautbarriere nicht in dem Maße durchdringen, dass es von innen aufpolstert. Nehmen wir es wie ein Getränk zu uns, sieht die Wirkung noch schlechter aus. Die Stoffe müssen erst durch unseren Magen-Darm-Trakt, bevor sie via Blutbahn ausgerechnet bei den Krähenfüßen rund um unsere Augen landen. Das klingt schon ohne fachlichen Hintergrund mehr als abenteuerlich.[61] Vorhandene Studien sind dabei oft von Unternehmen durchgeführt worden, die an den Produkten verdienen. Um die Haut zu schützen, empfehlen Fachleute ganz einfache Sachen: viel Schlaf, Bewegung und Sonnencreme.

Flop #11: Selbsttests

Solche Tests versprechen uns zu sagen, ob wir in der Menopause sind. Sie formulieren es in besserem Werbedeutsch, aber das ist die Botschaft dahinter. Die Menopausetests funktionieren ganz ähnlich wie Schwangerschaftstests. Es sind längliche Teststreifen, auf die frau draufpinkelt. Nach kurzer Zeit soll durch den Urin klar sein, ob die Menopause bereits beginnt oder eben noch nicht.

Ich habe einen solchen Test zu Hause einmal ausprobiert. Durch den Urin wird das follikelstimulierende Hormon, das FSH, bestimmt. Sobald wir Richtung Klimakterium gehen, erhöht sich die Konzentration dieses Hormons dauerhaft. Bestellt habe ich den Test im Netz, es gibt ihn aber auch in Apotheken, Kostenpunkt unter 10 Euro. Interessanterweise werden solche Tests im Ausland wie in Österreich im Drogeriemarkt angeboten, in Deutschland allerdings nicht. Nach 15 Sekunden Wartezeit leuchteten mir zwei positive Streifen entgegen. Kein Wunder, ich wechseljahre schon seit einiger Zeit und war deshalb nicht überrascht. Kommentare im Netz rücken den Test in seiner Wirksamkeit aber zurecht. Trotz negativen Pinkelergebnisses war eine Frau nach einem anschließenden Bluttest beim Arzt doch schon längst in einem hormonellen Ausnahmezustand. Andersherum verwies der Test bei einer Kollegin eindeutig auf die Wechseljahre, was sich von ihrer Gyn überhaupt nicht bestätigen ließ. Das FSH ist vor der Periode einer Frau schließlich auch erhöht, um unseren Zyklus zu steuern. Es ist mit solchen Tests wie bei Corona: Schnelltests haben nur eine begrenzte Aussagekraft, erst mit etwas mehr Aufwand haben wir Gewissheit.

Hormon-Speichel-Tests sind deutlich aufwendiger, sind aber auch für den Hausgebrauch bestellbar. Sie sollen bei den Ergebnissen präziser sein. Statt Urin ist hier der Speichel gefragt. Der Abstrich wandert in ein Labor, entsprechend lassen sich die Hersteller die Tests auch etwas kosten: Alles ab 100 Euro aufwärts wird aufgerufen.

Fun Fact: Achtung, Verwechslungsgefahr!

Ein Tipp am Rande übrigens: Schmeißt den Test nach Gebrauch zügig weg. Mein Mann hatte ihn im Badezimmer gefunden und einen halben Herzriss bekommen, weil er ihn für einen positiven Schwangerschaftstest hielt.

Bestimmt werden sollen durch den Speichel alle drei relevanten Sexualhormone Östrogen, Progesteron und Testosteron sowie das Steroidhormon DHEA, das unsere Leber während des Stoffwechsels in Testosteron umwandelt. Es gilt als Anti-Aging-Hormon, schützt aber auch vor Immunerkrankungen.

Eine Freundin und ihr Mann haben solche Tests in der heimischen Küche durchgeführt und anschließend vorschriftsmäßig eingeschickt. Die Ergebnisse waren in beiden Fällen schwierig. In ihrem Fall war laut Labor das Progesteron um ein 1000-Faches zu hoch. Das hat sie lieber in der Praxis gegenchecken lassen und dort gab es andere Auffälligkeiten, aber keinen zu hohen Progesteron-Wert. Bei ihm galt Testosteron als problematisch, was sich auch als nicht richtig herausgestellt hat.

Abseits von solchen zweifelhaften Methoden ist die Medizin heute enorm weit – keine Frage. Es gibt dennoch einen großen Unterschied, ob ich sie als Mann oder Frau erlebe.

Männer und Frauengesundheit

Mach dir einmal den Spaß und frag Männer, was Ovulation bedeutet. Wenn du nicht gerade an einen Höhlenforscher oder anderes medizinisches Fachpersonal gerätst, könnten die Antworten zur allgemeinen Erheiterung beitragen. Vermutet wird etwas zwischen Flugzeugmechanik und dem Periodensystem. Allerdings dem der Mathematik. Ein Vorgang im weiblichen Körper ist selten unter den Top-drei-Antworten. Ähnliche Resultate erzielt frau manchmal mit Einkaufszetteln, auf denen Begriffe wie Slipeinlagen, Ultra-Binden mit Flügeln oder extralang notiert sind. Manche sind froh, wenn es sich beim abgelieferten Einkauf zumindest im weitesten Sinne um Hygieneartikel handelt. Es soll schon Frauen gegeben haben, die mit Wattepads versuchen mussten, ein Wochenende zu überbrücken.

Männer gehen beim Einkauf von Hygieneartikeln durchaus taktisch vor. Der Mann einer Bekannten sollte zu Beginn ihrer Beziehung einmal Tampons mitbringen. *Normal* als Größe – das war der Auftrag. Vorm Regal ist ihm aufgefallen, dass die Preise für *Normal* bis *Super Plus* gleich sind. Kurzes Zögern, aber ihm war klar: Für seine Lady nur das Beste! Er brachte selbstverständlich *Super Plus* mit nach Hause. Die Freude war schier grenzenlos. Tampons sind eben kein Benzin von der Tankstelle.

Medizin mit Männerbrille

Der weibliche Körper ist selten Gesprächsthema. Kaum eine von uns hat als Teenager mit ihrem Vater über Zykluschaos oder Blutungsschmerzen gesprochen. Unseren Brüdern haben wir nicht im Badezimmer den Crashkurs *Frauenkörper* gegeben. Überhaupt blieb und bleibt Nacktheit, Körperempfinden oder Sexualität in vielen Familien ein Tabuthema. Auch heute noch. Es gibt Töchter, die haben ihre Mütter, geschweige denn Eltern, noch nie nackt gesehen. Scham und Verunsicherung bestehen stattdessen.

In der Schule bleibt der Sexualkundeunterricht mit Geschlechtsmerkmalen und Fortpflanzung an der Oberfläche. Hormone sind für Brustwachstum und Bartwuchs verantwortlich. That's it. Wie unterschiedlich die Hormone Frauen ein Leben lang im Vergleich zu Männern beeinflussen, ist kein Allgemeinwissen.

Dabei wirkt sich der Zyklus einer Frau auf ihre Leistungsfähigkeit aus. Im Sport bleibt die Performance bei jungen Männern zum Beispiel halbwegs konstant, während sie sich bei Frauen innerhalb des Monats aufgrund der Hormone verändert.[62] Training, Ernährung und Wettkämpfe müssen anders aufgebaut sein, um diesen Nachteil auszugleichen. Wenn im Sport daran geforscht wird, könnten solche Erkenntnisse langfristig auf den beruflichen Alltag übertragen werden. Auch da haben die Hormone von Berufseinstieg bis zur Rente Einfluss auf unsere Leistungsfähigkeit.

Konkrete Daten dazu müssen wir suchen, und auch das hat mit der Männerdominanz in Alltag, Sport und Forschung zu tun. Gender Gap – Geschlechterlücke – nennt sich das. Und Gender Gaps gibt es einige: Gender Pay Gap, Gender Care Gap, Gender Pension Gap, um nur einige zu nennen. In der Wissenschaft rund ums Thema Frauengesundheit fehlen Arbeiten und Daten. Gender Data Gap lässt grüßen. Medizin und Sportwissenschaften waren auf den Mann ausgelegt, Männer forschten an Männern. Bis heute werden Medikamente in gleicher Dosis für Frauen verschrieben, obwohl Frauen ein kleineres Herz, eine andere Muskelmasse und einen anderen Fettanteil haben. Für mich lässt das nur den Schluss zu, dass wir rund um unseren Körper und unsere Gesundheit noch bestimmter auftreten müssen. Änderungen sind lebenswichtig.

Fun Fact: Die große Lücke im Lehrplan

Prä-, Peri- und Postmenopause werden in der Frauenheilkunde weder im Studium noch in der Fachausbildung explizit gelehrt. Frauen sind entweder fruchtbar (Schwerpunkte Schwangerschaft, Geburt, Komplikationen) oder krank (Schwerpunkte Fruchtbarkeitsstörungen, Erkrankungen der Geschlechtsorgane, Onkologie). Das Älterwerden ist im Lehrplan nicht weiter vorgesehen.

Let's talk about Wechseljahre, Baby!

Mir ist schon klar, dass der nächste Abschnitt mit das Schwierigste für uns in der Menopause ist: das Gespräch. Wenn schon Diskussionen über das Einräumen der Spülmaschine scheitern, sind Partner mit den Auswirkungen von Wechseljahren vielleicht überfordert. Es lohnt sich trotzdem, in diese Gespräche zu gehen, und zwar aus einem einfachen Grund: Männer sind genauso ahnungslos wie wir, wenn es um unsere hormonelle Achterbahnfahrt geht. Wenn wir stundenlang im Haus randaliert haben und dann eine Duftkerze zur Entspannung anmachen, müssen wir das unserem Partner schon irgendwie erklären. Nur vielleicht nicht mit dem verbalen Vorschlaghammer, den wir auspacken, sondern ohne Vorwürfe, ohne Bitten um Verhaltensänderungen, sondern mit Sätzen, die halbwegs beschreiben, was gerade bei *uns* los ist:

- *Sorry, ich bin gestresst. Ich kann mich nicht konzentrieren, mein Körper ist im dauerhaften Saunabetrieb und hält es außerdem für eine Spitzenidee, mich wochenlang nicht schlafen zu lassen.*
- *Multitasking heißt im Moment, dass ich jemandem zur Begrüßung die Hand gebe und im exakt gleichen Moment seinen Namen wieder vergesse.*
- *Wenn ich nicht schlafen kann, nutze ich die Zeit. Unseren Streit von vor acht Wochen habe ich Wort für Wort rekapituliert.*
- *Du musst dir keine Sorgen um mich machen. Du musst dir Sorgen um die überflüssigen Sachen machen, die ich kaufe.*
- *Halbfertige Renovierungen sind das neue Herzklopfen in unserer Beziehung.*

Du findest einen Weg. Manchmal überrascht uns das selbst. Es kann doch nur besser werden.

Queens Messages

Manche Sätze über die Wechseljahre hören sich an, als kämen sie direkt aus dem Museum für antiquierte Lebensweisheiten. Von gut gemeint bis komplett daneben ist alles dabei – und irgendwie haben wir doch alle schon mindestens einen davon gehört. Let's play: Menopause-Bullshit-Bingo! Streich alles ab, was du schon jemals gehört hast.

Ist dir heiß?	So kenne ich dich gar nicht.	Zahlreiche Studien belegen die Wirksamkeit.
Verliere 10 Kilo in 3 Tagen durch diesen Shake.	Sie sind nicht in den Wechseljahren, dafür sind Sie zu jung.	Da müssen wir durch.
Sie sind nicht in den Wechseljahren, Ihre Beschwerden kommen woanders her.	Die ist schlecht gelaunt. Die ist in den Wechseljahren.	Verliere 10 Kilo in 3 Tagen durch Wandpilates.
Sei froh, dass du nicht mehr blutest – das ist doch praktisch!	Früher haben die Frauen das auch ohne zu jammern überstanden.	Bist du sicher, dass du nicht einfach schlecht geschlafen hast?

Meine Tante hat das auch gehabt. Einfach ignorieren.	Jetzt geht's halt bergab. Das ist normal.	Sie sind nicht in den Wechseljahren. Sie haben einfach zu viel Stress.
Du solltest einfach positiver denken.	Ach, stell dich doch nicht so an. Das ist halt so.	Ich hatte so etwas nicht. Bist du sicher, dass du nicht einfach Urlaub brauchst?
Pass jetzt bloß auf, dass du nicht zunimmst.	Du bist aber auch wieder empfindlich!	Lächle doch mal!

Ladies, ein Thema bleibt oft unausgesprochen, dabei ist es mindestens genauso wichtig wie Magnesium und Schlaf: unser Liebesleben. Zeit, den Vorhang zu lüften. Willkommen im Kapitel *Sexlife*.

SEXLIFE

Gib es zu, das hier ist das Kapitel, zu dem du sofort geblättert hast. Total egal, in welcher hormonellen Vorhölle wir uns befinden – für erotische Episoden oder lüsterne Schilderungen nehmen wir uns gerne Zeit. Oha, die Latte liegt also hoch. Kein Wortspiel.

Regelmäßiger Sex steigert Zufriedenheit, Bindung, Nähe und Konzentration. Sex stärkt unser Immunsystem, sorgt für die Durchblutung unserer Gefäße und baut Stress ab. Sex lässt uns besser schlafen, trainiert unsere Muskeln und lässt uns gesünder altern. Wenn es die Natur nicht vorgesehen hätte, müsste man Sex auf Rezept verschreiben.

Sex lindert offensichtlich eine Menge unserer Beschwerden, die wir so nach und nach in den Wechseljahren entwickeln können. Grund genug also, dem Thema ein eigenes Kapitel zu widmen.

Good News

Ganz einfach gesagt ist Sex nichts anderes als die Anregung unseres Belohnungssystems. Das kann durch Berührung passieren, durch Küssen, durch Fantasien und auch durch bestimmte Gerüche. Nicht umsonst heißt es, dass wir unseren Partner gut riechen können sollten.

Unser Herzschlag beschleunigt sich, unsere Atmung wird schneller. Das Blut wird durch unseren Körper an Stellen gepumpt, die für den Akt an sich vorgesehen sind. Unsere Brustwarzen richten sich auf, übrigens auch die männlichen. Bei uns Frauen schwillt die Klitoris und ein klein wenig auch die Brust an. Bei Männern regt sich im Mittelteil etwas. Zeitgleich schütten wir Oxytocin aus, das sogenannte Kuschelhormon. Es sorgt für Bindung, Vertrauen, Gefühl und hält das Stresshormon Cortisol in Schach, was in unseren Wechseljahren durch die Hormonschwankungen oft ansteigt. Unser Immunsystem wird nicht nur durch Bakterien und Viren angegriffen, sondern eben auch durch Stresshormone, die unsere Abwehr schwächen. Sex gegen Grippe? Sollten wir uns vielleicht merken.

Sex – die schönste Gesundheitsvorsorge

Sobald unser weiblicher Körper scharf gestellt ist, passieren eine ganze Reihe von Dingen gleichzeitig: Unsere erogene Zone wird aufnahmebereit und weitet sich leicht. Über die Schamlippen sondern Drüsen ein Sekret ab, das die Vagina anfeuchtet.

Unser Nervensystem baut Spannung auf, Muskeln werden aktiviert, unser Stoffwechsel schüttet vermehrt einen Hormoncocktail aus.

Atmung, Herzfrequenz und Blutdruck steigen weiter, ebenso die Muskelspannung. Sobald das Oxytocin auf dem höchsten Stand ist, kommen wir zum Höhepunkt. Unser Nervensystem gibt das Signal zur Entspannung, in dem sich die Muskeln von Gebärmutter, Beckenboden und Vagina rhythmisch zusammenziehen. Eine Welle durchläuft unseren Körper, neben dem Kuschelhormon kommt jetzt auch das Glückshormon Endorphin zum Einsatz. Unser Belohnungssystem sagt Danke.

Das ist alles so zufriedenstellend, dass wir ruhiger werden, tiefer atmen, unser System wieder in den Normalzustand bringen. Durch den Orgasmus werden in unserem Gehirn weitere Hormone – Serotonin und Prolaktin – ausgeschüttet. Sie machen uns zufrieden und auch ein wenig müde.

Wir haben also Sex, ohne dass wir uns zwangsläufig fortpflanzen. Das hat die Natur nicht für viele Spezies vorgesehen. Vielleicht sollten wir an dieser Stelle ergänzen: Frauen haben in ihren Wechseljahren mit den besten Sex. Das liegt daran, dass diese Zeit zwar einiges bei uns durcheinander-, bei einer Sache aber eine enorme Klarheit bringt: bei unserer Sexualität. Gar nicht so wenige Frauen erleben erst ab 30 Jahren oder später ihre ersten richtigen Orgasmen. Sie sprechen nur nicht darüber. Unerfüllter Sex ist ein großes Tabu in unserer Gesellschaft. Er wird als Versagen empfunden, als persönliche Fehlfunktion. Mit dem Partner wird es nicht thematisiert, weil es wie eine Schuldzuweisung verstanden werden kann. Bei Familie oder Freundinnen muss großes Vertrauen bestehen, um darüber zu sprechen. Egal ob Film, Werbung oder Social Media: Sex hat jung, aktiv und erfüllend zu sein. Selbst bei Rosamunde Pilcher. Dass es mit 30 vielleicht noch nie richtig geklappt hat, gesteht frau sich nur schwer ein, wenn kollektiv ein anderes Bild vorherrscht.

Nice 2 know: So läuft's beim Mann

Was Sex für die Wechseljahre bei uns Frauen ist, ist Sex für die Prostata beim Mann. Das kleine, walnussgroße Organ ist eigentlich eine Art Stellwerk. Es schaltet zwischen »Sperma raus« beim Samenerguss und »Blase leeren« beim Drang zum Klo um. Es wird vermutet, dass regelmäßiger Sex die Entstehung von schweren Erkrankungen verringert.

Mit zunehmendem Alter steigt hingegen die Chance auf einen Orgasmus beim Geschlechtsverkehr.[63] Rund um die Menopause laufen viele von uns zur selbstbestimmten Höchstform auf. Sex wird gelebt, es wird nicht mehr bloß daran teilgenommen. Wir wissen sehr genau, worauf es uns ankommt, was uns anmacht und wie wir unsere Befriedigung steuern können.

Ein dickes Plus gibt es übrigens für alle Ü50-Frauen unter uns: Sex ist dann gesünder, bei Männern hingegen riskant. Vor allem das Herzinfarktrisiko nimmt für die Herren zu. Auf uns wirkt Sex mit den Jahren hingegen wie eine lockere Sporteinheit, die Bluthochdruck und Herz-Kreislauf-Erkrankungen verringert –[64] als wollte die Natur ein wenig ausgleichen, dass Männer ihr Leben lang häufiger einen Orgasmus beim Miteinanderschlafen haben als wir.

Das Verlangen nach Berührungen, Kuscheln, Knutschen und dem Partner kennt übrigens kein Alter. Die Unerschrockenen unter uns befragen ihre Mütter oder älteren Verwandten einmal zur Lust auf die Lust und werden vielleicht überrascht sein. Das delikate Thema kann eine ungewohnte Offenheit, eine andere, neue Nähe erzeugen.

Nice 2 know: So kommen wir am besten

Vor allem der vaginale Orgasmus wird nicht immer durch Sex erreicht. In einer amerikanischen Studie gaben Frauen an, dass sie zu fast 100 Prozent zum Höhepunkt kommen, wenn sie selbst Hand anlegen. Bei der Stimulation durch Geschlechtsverkehr ist das nicht der Fall. Nur 62 Prozent der Befragten konnte vaginaler Sex befriedigen.[65] Deutlicher höher ist die Orgasmusrate durch Oralsex. Erinnert mich an den Spruch einer Kommilitonin damals über ihr Sexleben: »Mehr Zunge, Junge!«

Self-Service – weil's auch solo guttut

Was alle Menopause-Ratgeber ausblenden, ist der Sex mit uns selbst. Ob du per Hand, Massagestab oder Druckwellenvibrator zum Höhepunkt kommst, hat erst einmal den gleichen Effekt wie die Stimulation durch den Partner. Ich müsste mich schon sehr täuschen, wenn sich das nicht auch hormonell ähnlich auswirkt. Unser Körper wird nicht zwischen einem Orgasmus durch Mensch oder Maschine unterscheiden. Positive Auswirkungen in den Wechseljahren durch Selbstbefriedigung werden kaum besprochen, weder bei der Gyn noch in Onlineportalen oder Podcasts, die sich ansonsten sehr ausführlich und auch fach-

Sven: »Meine Frau und ich sind jetzt in einem Alter, da geht es im Bett nicht mehr um alles ...«

lich top mit dem Thema beschäftigen. Sprachlosigkeit befördert jedoch Unsicherheiten.

Wäge trotzdem sorgfältig ab, in welchem Rahmen du das Gespräch übers vaginale Turnen anstößt. Sei nicht irritiert, wenn bei Familienfeier, Schulkonzert oder in der Kantine deine Erfahrungen rund um Klitorisstimulation oder die Saugaufsätze des neuen Vibrators nur zurückhaltend geschätzt werden.

Bad News

Sex kann in den Wechseljahren allerdings auch kompliziert werden. Stress, körperliche Veränderungen und oft genug auch Schmerzen machen das Liebesleben schwieriger als früher. Dazu kommt, dass unsere Gesellschaft das Thema immer noch gern unter den Teppich kehrt – als wäre Sex mit 50+ ein Tabu. Gleichzeitig ist keinen Sex zu haben natürlich auch nicht »normal«. Zeit, ehrlich hinzuschauen, was da wirklich los ist.

Der gesellschaftliche Lustfilter

So schön Sex auch ist, im Alter wird er als irgendwie bedenklich empfunden. Zumindest, wenn von außen draufgeschaut wird. Ob in Werbung, Social Media oder Reportagen – Sex ist jugendlich, Lust sowieso. Wenn du das nicht glauben willst und die 50 schon gerissen hast: Setz dich mit deinem Partner mitten in die Fußgängerzone und fang das Knutschen an. Die Blicke werden verstört sein, und je älter ihr als Pärchen seid, umso irritierter ist die Umwelt. Knutschen reicht übrigens. Nicht Fummeln.

In unserer Gesellschaft wird Alter als Defizit wahrgenommen. Alles wird schlechter: unser Aussehen, unsere Gesundheit, unsere Leistungsfähigkeit. Und wir brauchen auch noch eine Brille. Der Sex *muss* dementsprechend auch schlechter werden – alles andere würde nicht passen.

Vielleicht liegt genau darin das Problem: Wir glauben selbst irgendwann, dass unsere Lust in Rente geht, sobald wir das tun. Die Erwartungen schrumpfen, die Bilder im Kopf bleiben jugendlich, und wir fragen uns, ob das überhaupt noch »normal« ist. Dabei hat Lust kein Verfallsdatum.

Dagmar: »Alt werden wollen viele. Alt sein hingegen nur die wenigsten.«

Also, bevor wir uns weiter damit beschäftigen, warum das Begehren manchmal Pause macht, vielleicht zunächst die gute Nachricht, denn mit der Lust ist es wie mit vielen Dingen im Leben: Alles kann, nichts muss. Aber sie braucht im Alter eben neue Bedingungen.

Warum Lust manchmal Urlaub macht

Dabei gehört zur Sexualität deutlich mehr als das reine Auf und Ab. Unsere Leidenschaft wieder anzukurbeln zum Beispiel. Lustlosigkeit kann viele Ursachen haben und keine von uns muss sich dafür schämen. Schauen wir uns einige der Ursachen einmal genauer an.

Stress

Eigenwillige Kinder oder Teenager, der Job, Patchwork-Familie, Eltern, Schwiegereltern, dazu ein Partner in all seinen Facetten und unser Körper, der mit vielem überfordert ist. Stress hat viele Gesichter und Auswirkungen. Die Libido kann darunter leiden.

What 2 do: Stressmodus aus!

Stressmanagement kann schon mit einem *Nein* anfangen – und bei Atemübungen, gesundem Schlaf und einer Ernährung, die den Namen auch verdient, aufhören. Alles keine bahnbrechenden Erkenntnisse, aber wenn du Sex haben und ihn auch genießen willst, würde ich das als Erstes versuchen. Ja, das ist schwierig. Aber es nimmt dir niemand ab.

Schmerzen

Unsere Vagina wird durch die hormonelle Durststrecke trockener und mit dem Alter auch enger. Vaginale Atrophie im äußersten Fall, du erinnerst dich (s. Seite 103). Was das für die Libido

What 2 do: Sex weiter denken

Hände, Kopf, Körper – Sex hat so viele Möglichkeiten. Es geht nicht darum, das Kamasutra durchzuarbeiten. Aber es ist auch nicht so schwer, sich ohne Beischlaf in Fahrt zu bringen. Solltest du den Begriff *Kamasutra* jetzt recherchieren müssen, such gleich auch nach Varianten beim Petting. Glaub mir, das kann nicht schaden.

bedeutet, muss ich keiner Frau erklären. Wer Schmerzen befürchtet, verkrampft, ist nicht erregt, wird nicht feucht. Gleitcremes, Vaseline oder was auch immer du in so einem Moment für die Lösung hältst – es bringt nur bedingt etwas. Weiter wird frau davon ja nicht.

Depressionen

Enttäuschung, Verzweiflung, Angst und Selbstzweifel durch unseren menopausierenden Body – Depressionen haben viele Gesichter und Auswirkungen. Unser Gehirn verschickt deshalb wenige bis gar keine Botenstoffe in Sachen Lust. Die sinkenden Östrogene hemmen uns außerdem.

What 2 do: Professionelle Hilfe in Anspruch nehmen

Bei Depressionen geht es nicht mehr allein um unsere Libido, und deshalb hüte ich mich vor einfachen Tipps. Aber es gibt mit Sicherheit Lösungen. Nur nicht in diesem Buch, in unkoordinierten Onlineforen oder auf klickbasierten Social-Media-Accounts. Wenn Gedanken zu dunkel sind und wehtun, müssen Fachleute ran. Setze auf Hilfe von Menschen, die sich damit auskennen. Die gibt es auch anonym über diverse kostenfreie Kanäle der Seelsorge: 0800 111 0 111 oder 0800 111 0 222 oder online über www.telefonseelsorge.de.

Medikamente

Antidepressiva, Schmerzmittel, Herz-Kreislauf-Medikamente, aber auch bestimmte Präparate gegen Sodbrennen, Magengeschwüre oder Cholesterin – alle können für einen Rückgang unserer Lust auf Sex verantwortlich sein.

What 2 do: Ärztlich beraten lassen

Check die Beipackzettel und mach einen Termin in deiner Praxis aus. Oft gibt es andere Präparate, die die Situation verbessern. Manchmal reicht auch schon eine Anpassung der Dosierung. Wichtig: Bitte darum, dass dein Problem ernst genommen wird. Gleich zu Beginn des Gesprächs. Meiner Erfahrung nach legt das eine gute Basis, um zu einer Lösung zu kommen.

Testosteronmangel

Das dritte unserer Sexualhormone wird oft mit unserer Libido in Verbindung gebracht. Die einfache Formel *ohne Testosteron keine Lust* ist natürlich kompletter Blödsinn. Testosteron hat sicher einen Einfluss auf unsere Paarungsbereitschaft, es wird im Zusammenhang mit dem weiblichen Körper allerdings – Stand heute – überschätzt. Das kann jedoch auch daran liegen, dass es im weiblichen Körper kaum erforscht ist. Langzeitstudien zur Nutzung von Testosteron bei Frauen habe ich nicht gefunden. Bei Männern gibt es allerdings einige – Gender Data Gap … ach, lassen wir das.

Fachleute sehen nicht allein einen sinkenden Testosteronspiegel als Grund für weniger sexuelles Verlangen. Für sie ist das Zusammenspiel aller drei Sexualhormone relevant. Für Fragen zur Testosteronunterstützung und den Gebrauch in den Wechseljahren ist ein Besuch bei einer Spezialistin oder einem Spezialisten sinnvoll. Weder in der Allgemeinpraxis noch bei der Gyn kenne ich bislang Beispiele von kompetenter, zielführender Beratung. Im Gegenteil: Viele haben kaum bis gar keine Erfahrung mit dem Hormon für Frauen und lehnen eine Behandlung darum oft ab.

Testosteron solltest du auf keinen Fall auf eigene Faust nehmen, schon gar nicht oral, es sei denn, du möchtest unbeabsichtigt aussehen wie The Rock Dwayne Johnson. In Deutschland und anderen Ländern wirst du ohnehin keine offiziellen Präparate finden. Sie sind für Frauen nicht zugelassen.

Nice 2 know: Testosteron in der Schwangerschaft

Für die Rolle von Testosteron während unserer Menopause spielt es zwar jetzt keine Rolle, aber ich gebe dir trotzdem ein Studienergebnis mit: Das Hormon kann bei einer Schwangerschaft den Fötus schädigen.[66] In Tierversuchen zeigte sich bei einer zusätzlichen Verabreichung von Testosteron, dass der Nachwuchs zu klein zur Welt kam. Während der Schwangerschaft wurde der Fötus mit zu wenigen Nährstoffen versorgt. Die Zusammenhänge sind noch nicht ganz klar.

Dennoch hörst du im Bekanntenkreis vielleicht trotzdem davon, dass Frauen Testosteron benutzen, sogar abgestimmt mit ihrer jeweiligen Praxis. Dabei kommen Gels oder Cremes zum Einsatz, die eigentlich für Männer hergestellt werden. Es nennt sich dann Off-Label-Use und die richtige Dosierung ist erneut Learning by Doing.[67] In der wundersamen Weite des Internets gibt es außerdem Möglichkeiten, an Testosteron zu kommen. Aber noch einmal: Nimm das nicht ohne entsprechenden Background. Unkontrollierte Einnahme kann zu Herz- und Leberproblemen führen, das Cholesterin kann ansteigen. Die Stimme verändert sich, Haare wachsen an Stellen, wo frau sie noch nie hatte, und auch Akne entsteht. Das Krebsrisiko ist außerdem noch nicht geklärt.

Nice 2 know: Natürlicher Testosteron-Boost

Hast du schon einmal vom Erdsternchen oder der Erdstachelnuss gehört? Das ist eine Pflanze, die aus den Tropen kommt. Sie wird als Testosteron-Booster in Nahrungsergänzungsmitteln beworben. Die enthaltenen Stoffe sollen die Libido und bei Männern die Potenz steigern. Auch Kraft- und Muskelaufbau werden versprochen. Jedoch: Nicht unser Testosteron, sondern die Einnahmen der Hersteller werden angehoben – so in etwa hat es die Verbraucherzentrale in Deutschland formuliert. Erhöhtes Testosteron nach Gebrauch konnte nicht nachgewiesen werden.[68]

Zurück zur eigenen Lust

Ohne Sex lebt frau nicht ungesund. Hämmere dir das ein. Sex wird in unserer Gesellschaft als Beweis für eine funktionierende Beziehung angesehen. Wer schon mit Mitte 40 zugibt, dass es im Bett mit dem Partner asketischer als im Kloster zugeht, bekommt entsetzte Blicke. Das Panda-Syndrom hat sich in diesem Zusammenhang als pseudowissenschaftlicher Begriff durchgesetzt: kuscheln wie die herzigen Bären, ohne Geschlechtsverkehr. Egal, wie wir es nennen: Druck wird von außen aufgebaut, sei es durch unser Umfeld, aber auch durch unseren Partner. Bei uns entsteht das Gefühl, dass etwas falsch sein muss, weil unser Sexleben nicht wie *bei allen anderen* ist. Ob *alle anderen* wirklich so ein fantastisches Sexleben haben, lasse ich jetzt einmal dahingestellt. Wir sehen ja immer nur die Oberfläche der Menschen oder einer Beziehung.

Brigitta: »Sex haben wir keinen mehr. Aber wir knutschen. Das macht mich eh mehr an als wildes Paaren. Mit meinem kaputten Knie bekäme ich es in der Kiste sowieso nicht mehr hin.«

Lustlosigkeit ist kein Defekt, den man reparieren kann. Sie entsteht aus einem komplexen Geflecht aus Hormonen, Psyche, Partnerschaft, Alltag und Erwartungen – und es gibt keine Patentlösung, die für alle funktioniert. Stattdessen braucht es ehrliche Selbstbeobachtung: Wie geht es mir wirklich? Was fehlt mir? Was wünsche ich mir? Und auf diese Fragen gibt es keine einfachen oder vorgefertigten Antworten. Es gibt nur Richtungen, in die du dich selbst schubsen musst. Den Anfang machen für mich immer die Selbstwahrnehmung und die Erkenntnis, dass sich etwas ändern soll. Den Weg dahin bestimmst du.

Queens Messages

Sexualität ist so individuell wie unsere Amazon-Wunschliste. Wenn du dir mehr Sex wünschst, dann können schon kleine Veränderungen helfen, den Zugang zur eigenen Lust (wieder) zu finden. Manchmal genügt es, einen einzigen Punkt auf der rechten Seite auszuprobieren.

WAS HEMMT LUST?	WAS FÖRDERT LUST?
Schlafmangel	ausgeschlafener Körper = empfänglicher Körper
Schmerzen beim Sex	ärztliche Abklärung
Leistungsdruck oder Erwartungshaltung	Lust ohne Ziel – sich berühren, ohne etwas zu »müssen«
hormonelle Veränderungen	offen über Beschwerden sprechen
körperliche Unsicherheit (Gewicht, Haut)	Selbstwahrnehmung, Berührungen jenseits der Optik
Reizüberflutung durch Medien/Alltag	Digital Detox, bewusste Sinneswahrnehmung
Zeitdruck	Freizeit

Und sollte in der Kiste so gar nichts mehr klappen, kannst du einmal Sensate Focus ausprobieren. Das ist ein Begriff aus der Sexualtherapie, den wir so auslegen können: nur gucken, nicht anfassen. Unser Fokus soll auf unserer Wahrnehmung liegen, Berührungen des Gegenübers gibt es nur mit den Fingerspitzen, leicht und mit dem Fokus auf ein vorsichtiges Herantasten. Nicht der Sex steht im Vordergrund, sondern die Verbindung. Es ist ein bisschen, wie sich neu kennenzulernen – ganz ohne Stress, dafür mit viel Neugier.

Manchmal ist genau das der Wendepunkt: wenn wir aufhören, etwas zu erzwingen, und stattdessen wieder zu spüren beginnen. Dann ist da nach all den Hitzewallungen und Hormontiefs plötzlich ... Klarheit. Nicht immer. Nicht jeden Tag. Aber oft genug. Ladies, es ist Zeit für einen kurzen Blick zurück. Und für ein paar Erkenntnisse, die wirklich bleiben.

ERKENNTNIS-GEWINN

Menopause ist, wenn unser Leben in die Zeitschleife geschickt wird. Es wiederholt sich gefühlt alles, was wir aus unseren jungen Jahren kennen.

Wir schlafen zu wenig wie zu besten Partyzeiten. Wir werden vergesslicher als jeder Teenager. Unsicherheit ist vorrübergehend unser zweiter Vorname. Eine Blutung kann uns unvorbereitet überraschen. Statt der Pille nehmen wir jetzt regelmäßig Vitamine, Tabletten oder Hormone.

Vielleicht ist die Menopause einfach die zweite Pubertät – nur mit mehr Lebenserfahrung, besserem Kaffee und weniger Unsinn, den wir mitmachen. Sie fordert uns heraus, schenkt uns aber auch die Chance, uns neu kennenzulernen. Nicht zurück zum Anfang, sondern einmal mit allem, bitte. Nur bewusster. Und mit mehr Erkenntnissen.

Alte, weise Frauen

Eine Erkenntnis aus der Recherche zu diesem Buch ist definitiv: Bei der gesundheitlichen Gleichstellung zwischen Mann und Frau ist noch deutlich Luft nach oben. Penis-Implantate werden bei Männern zum Beispiel als Kassenleistung abgerechnet. Ein längeres Gespräch über ihre Wechseljahre bei Frauen nicht. Wenn das Gesundheitssystem so sehr am Hochkriegen interessiert ist, könnte es doch bei unserem Hormonspiegel anfangen. Wer nicht auf eine Gyn trifft, die sich Zeit nimmt oder kostenlos per Ultraschall auf Eiersuche im Uterus geht, darf in die eigene Tasche greifen. Das sind alles übrigens nicht die größten Kostenpunkte während der Wechseljahre. Sie helfen aber manchmal mehr als jede Hormonersatztherapie.

Nachdenklich macht mich ein Punkt, den ich von fast allen Interviewpartnerinnen zu diesem Buch gehört habe: das mangelhafte Interesse der Frauenärztinnen und Frauenärzte. Sharon Stone lässt grüßen. So wurden 43-Jährige mit ersten Symptomen ihrer Wechseljahre nach Hause geschickt. Sie sollten sich erst einmal ausschlafen oder mehr Sport machen. Hormontests bei Anfang 50-Jährigen wurden abgelehnt, Probleme kleingeredet. »Da können wir wenig machen«, war mehr als einmal der »Therapieansatz« in der Praxis. Zusammenhänge zwischen hormoneller Umstellung und ungewöhnlichen körperlichen Problemen sind nicht überall bekannt. Gelenkschmerzen, Hautveränderungen oder Husten werden selten mit den Wechseljahren in Verbindung gebracht.

Je informierter eine Patientin in die Praxis kommt, umso größer ist oft die Abwehrhaltung auf der anderen Seite des Schreibtisches. Wenn frau die Worte *Progesteron* und *Östrogen* auch nur erwähnt, wird dieses Wissen weggewischt. Überinformiert war das Wort, das einer Kollegin daraufhin erwidert wurde. Das mag sogar sein, aber ist es dann nicht die Aufgabe von Fachleuten, diese Informationen in die richtigen Bahnen und damit Behandlungsmöglichkeiten zu lenken?

Natürlich gilt das nicht für alle Gyns, aber viele Schilderungen von Frauenarztbesuchen meiner Interviewpartnerinnen gleichen sich auffällig. Dabei sind nicht mehr als die Basics gefragt. Frauen wollen ernst genommen werden. Wir erwarten in den meisten Fällen keine Wunderheilung. Wir erwarten aber, dass man *mit uns zusammen* überlegt, wo wir in den Wechseljahren stehen und was die nächsten Schritte sein können.

Die Politik gewinnt so langsam übrigens die Erkenntnis, dass Frauen in den Wechseljahren teuer sind – für die Wirtschaft, wenn ihnen nicht geholfen wird. 2024 hat ein Forschungsteam der Hochschule für Wirtschaft und Recht in Berlin die Nachteile von Frauen rund um die Menopause für die Volkswirtschaft allein in Deutschland berechnet. Ergebnis: Auf 9,4 Milliarden Euro werden die Kosten beziffert.[69] Pro Jahr. Die Wirtschaft leidet also auch unter den Wechseljahren durch Krankheitstage, Abfall der Leistungsfähigkeit etc. Wenn eine Arbeitnehmerin nur eine halbe Stunde pro Woche wegen unbehandelter Symptome nicht arbeiten kann, kommt bei fast sieben Millionen erwerbstätiger Frauen zwischen 50 und 65 Jahren einiges zusammen. Als Wirtschaftschefin oder Boss eines mittelständischen Unternehmens sollte man dafür Interesse zeigen. Genauso wie für die Vorsorge durch unser Gesundheitssystem. Zu allen Punkten kann frau ihre örtlichen Abgeordneten in Land und Bund kontaktieren. Übrigens etwas, das wir viel zu selten tun bei all den Schwierigkeiten, die es in unserer Gesellschaft gibt.

Eine weitere Erkenntnis ist für mich auch: Die Wechseljahre sind für eine Beziehung ähnlich herausfordernd wie der eigene Nachwuchs. Wenn du Kinder hast, weißt du, was ich meine. Niemand wird behaupten können, dass sich durch Kinder so gar nichts an einer Beziehung geändert hat. Ganz ähnlich sehe ich die Zeitspanne unseres hormonellen Notstandsgebiets. Das Verhältnis zwischen uns und unserem Partner wird neu sortiert. Noch dazu fallen die Wechseljahre bei den meisten von uns zeitlich mit unseren pubertierenden Teenagern zusammen. Das kann einen ganz normalen Familientag explosiver machen als Diskussionen über lautstarke Renovierungsarbeiten an Feiertagen. Die Natur hat an der Stelle schon ein wenig unsauber gearbeitet, denn mir reichen meine Hormone eigentlich vollkommen. Meine Meinung.

Hanne: »Ich habe gedacht, mich werden die Wechseljahre schon nicht betreffen. Ich bin fit, ernähre mich gut, mache viel Sport und bin aktiv. Tja, da habe ich mich aber sauber geirrt …

In einer britischen Umfrage haben 73 Prozent der befragten Frauen ihre Wechseljahre für das Scheitern ihrer Beziehungen verantwortlich gemacht.[70] Streitereien haben in der Partnerschaft zugenommen, sogar gewalttätige Übergriffe auf Betroffene. Es liegt mir fern, Tipps, Diagnosen oder aufmunterndes Schulterklopfen loszuwerden. Nur der Hinweis, dass wir und du damit nicht allein sind. Sprich darüber, was bei dir los ist. Wenn nicht mit dem Partner, dann mit jemandem, dem du vertraust. Es ist oft der erste mutige Schritt.

So sehr wir Familie, Freundinnen und Kolleginnen auch schätzen: In der Menopause können sie uns manchmal den letzten Nerv rauben. Du darfst also Tipps auch von nahen Verwandten ignorieren, wenn sie drei Dinge zu dir sagen:

Du musst das ausprobieren. Gut gemeint ist nicht immer gut gemacht. Dieser Kommentar gehört dazu. Du musst keine Erwartungshaltung mehr erfüllen. Du musst gar nichts ausprobieren, kannst dir aber gerne die Erfahrungen von anderen anhören. Du wägst ab, was du dann umsetzen willst. Was bei deiner Mutter, Schwester, Tante, Kollegin funktioniert hat, kann bei dir der totale Reinfall sein. Letztlich erzeugt dieser Kommentar nur Druck, etwas zu verpassen oder etwas falsch zu machen. Beides ist das Letzte, was wir in der Menopause brauchen. Druck haben wir schon durch unseren Körper, die Stimmungen und Psyche genug.

Das hatte ich nicht! Nimm 100 Frauen in einem Raum und du wirst 100 verschiedene Geschichten zu den Wechseljahren hören. Die eine hat ein Kribbeln am Ohr, die andere konnte auch in den Wechseljahren erholsam durchschlafen. Wir sind hier nicht bei *Germanys Next Topmenopause* und wollen am Ende eine Runde weiterkommen. Insofern ist die Menopause denkbar ungeeignet zum Vergleichen, Angeben oder Kleinreden. Kommentare, die dir letztlich deine Symptome absprechen wollen, kannst du getrost ignorieren.

Das ist in den Wechseljahren so, da müssen wir durch. Nein, wir müssen durch gar nichts durch. Ich bin immer wieder irritiert, dass selbst Frauen unter sich diesen Spruch noch bringen. Wir müssen nur dann durch etwas durch, wenn wir keine informierte Entscheidung treffen können. Wenn uns in den Praxen nicht alle Möglichkeiten zur Behandlung aufgezeigt werden. Wenn niemand unsere Symptome ernst nimmt.

Mit den Wechseljahren erreichen viele Frauen auch die Erkenntnis, dass ihre Geduld ebenso am Ende ist wie ihre Eizellenproduktion. Ciao, Opferrolle. Jahrelang war frau für die Kinder da, den Partner, die Eltern, den Job, Haushalt, Freundinnen oder den nervtötenden Kollegen. Für viele ist jetzt Schluss damit. Ich erlebe nicht nur bei mir, dass das Auftreten deutlich bestimmter, direkter, kompromissloser wird. Damit steigen nicht unbedingt unsere Beliebtheitswerte, aber für die innere Hygiene ist es genau richtig. Das Leben ist zu kurz, um aus Höflichkeit dem größten Bullshit zuzustimmen. Dinge, die uns gewaltig gegen den Strich gehen und die wir früher weggelächelt oder zumindest hingenommen hätten, lehnen wir mit zunehmendem Alter und abnehmendem Hormonspiegel gekonnt ab. Teste das bei deinem nächsten Besuch bei deiner Gyn einmal aus: Nimm zwei Probleme, die du durch die Menopause hast und besprich sie in der Praxis. Ruhig, informiert, offen für Behandlungsvorschläge. Klarheit kann unglaublich befreiend und auch ein wenig einschüchternd wirken. Wundere dich also nicht, wenn dein Umfeld erst einmal irritiert ist, und bleib dran. Gesunder Egoismus hilft beim Schwitzen mehr als freundliche Zurückhaltung.

Sicher durch die Menopause

Ladies, es gibt Momente, da braucht man einfach ein bisschen Aufmunterung und Klarheit, vor allem in den Wechseljahren. Damit du mit einem Lächeln durch diese spannende Zeit kommst, kommen hier fünf Wahrheiten für mehr Optimismus:

- Die Wechseljahre gehen vorbei.
- Die Wechseljahre bringen uns nicht um – unsere gute Laune zeitweise vielleicht, aber sonst nichts.
- Wechsel ist gut. Wechsel deinen Telefonanbieter, Hairstylisten oder Lieblingsbäcker. Geh in das Viertel am anderen Ende der Stadt. Mach Dinge anders. Dein Körper tut es ja auch.
- Du bist nicht alt. Alter ist keine Zahl, sondern ein Geschenk. Vor 200 Jahren sind Frauen durchschnittlich 35 Jahre alt geworden. Dann lieber Menopause.

- Wechseljahre sind keine Krankheit. Schätzungsweise 1,3 Millionen Frauen weltweit kommen jedes Jahr in die Menopause. Für ein Treffen bräuchten wir jede Menge Handventilatoren und den Strand von Rio. Madonna hat hier ein legendäres Konzert vor rund 1,3 Millionen Zuschauern gegeben. Im zarten Alter von 65 Jahren.

Die Menopause kann eine wilde Fahrt sein, aber keine Panik! Hier sind fünf Tipps, um safe mitzufahren:

- **Ausreichende, geprüfte Informationen:** Nur so kannst du eine Entscheidung treffen. Vertraue zuverlässigen Quellen und nicht Influencern mit großer Reichweite.
- **Gesunder Alltag:** Ein Wochenplan hilft, wie Ernährung und Bewegung in deine Zeit hineinpassen. Du musst nicht alles umschmeißen, aber Meal-Prep mit mehr pflanzlichen Proteinen, weniger Weizen, Zucker und Fertignahrung hilft schon enorm. Dazu zweimal die Woche nur die Treppen nehmen, mit Bus und Bahn zum Dienst oder per Fahrrad zum Einkaufen. Das macht was aus. Wenn du richtig Sport treiben willst: Rücken, Beine, Po. Da sitzen die Muskeln, die uns im Alter tragen sollen.
- **Schlafmanagement:** Ob Atemübungen, Meditation oder der Streamingdienst dich abends runterbringen, ist egal. Hauptsache, du findest einen Weg, zur Ruhe zu kommen. Rituale sind wichtig. Geh möglichst jeden Tag zur selben Zeit ins Bett und steh zur selben Zeit auf. Auch am Wochenende. Ja, für diesen Tipp darfst du mich gerne als Barbarin beschimpfen. Wir sollten streng mit unserem Körper sein, um den Schlaf zu verbessern.
- **Regelmäßige Check-ups:** Ich unterstelle jetzt einmal, dass niemand von uns leidenschaftlich gerne zu Ärztinnen und Ärzten geht. Wenigstens einmal im Jahr sollten wir

aber davon Gebrauch machen. Hausarzt, Zahnarzt, Höhlenforscher – die Reihenfolge ist egal. Wenn du regelmäßig deinen Gesundheitszustand kennst, kannst du besser einschätzen, was gemacht werden muss.

- **Die eine oder der eine:** Es reicht eine Person, der wir uns anvertrauen. Eine Person, die uns ernst nimmt. Auch bei quaddeligen Beinen oder Schamlippen, die wir unwissend zunächst auf Läuse untersucht haben, als es untenrum angefangen hat zu jucken. Diese eine Person macht den Unterschied, wie wir mit unseren Wechseljahren umgehen.

Time 2 say goodbye

Vieles an der Menopause hat mich an meine Schwangerschaft und die Zeit nach der Geburt erinnert. Während der Schwangerschaft hätte man mit dem Wasser meiner Beine Wüsten in Oasen verwandeln können. An manchen Tagen war ich so müde, dass ein kurzer Mittagsschlaf schon einmal vier Stunden dauern konnte. Ich erinnere mich auch an Nächte – Monate nach der Geburt –, in denen ich schwitzend im Bett gelegen habe. Die Hitze kam in Wellen, ganz ähnlich wie später in der Menopause. Dazu meine Launen, die mich unberechenbarer werden ließen als jeden Serienkiller. Meine Haare fielen aus, wurden dünn und willenloser als mein Rollkoffer beim Urlaubstrip. Vergesslichkeit war nach der Geburt ebenfalls ein Thema, das ich für ein schwer nachzuvollziehendes Feature der Natur halte. Was genau unser Körper dadurch vielleicht schützen will, hat sich mir nicht ganz erschlossen. Geburtsschmerzen vergessen, okay. Aber meine Handynummer hätte ich schon gerne noch gewusst.

Als junge Zwillingsmutter habe ich damals meine Hormonachterbahnfahrt nicht richtig mitbekommen. Da war ich froh, wenn ich provisorisch gewaschen war und nicht aus Versehen unzureichend bekleidet dem Paketboten die Tür aufgemacht habe. Mit Anfang 50 sieht die Lage schon anders aus. Ich bekomme sehr genau mit, was mit meinem Körper passiert. Die Fältchen um den Mund, die von Monat zu Monat dem zerfurchten Zustand eines innerstädtischen Straßennetzes immer ähnlicher werden. Mein Bauch, der unterhalb des Bauchnabels eine Wölbung aufweist, die auch mit der weitesten Bluse kaum kaschiert werden kann. Dazu Haare, die immer weniger werden und als Gipfel der Unverschämtheit auch noch ihre Farbe verlieren. Von allem, was in uns so los ist, brauche ich nicht zu berichten. Mich persönlich bringen rosa Bücher zum Thema Frauen und Frauengesundheit zum Beispiel sehr zuverlässig zum Ausrasten.

Auch unser Kopfkino arbeitet beständig. Wir denken viel, gelegentlich zu viel nach. Unsere Psyche lässt das oft ganz vortrefflich verwirrt zurück. Ich weiß nicht, ob wir gerne mit uns zusammen wären, wenn die Wechseljahre ihren großen Auftritt haben. Das ist zum Schluss etwas, das ich dir unbedingt mitgeben möchte. Wechsel die Perspektive, versetz dich in Partner, Familie, Freunde.

Wir sind auf dieser Hormonreise oft nur die Beifahrer. Wir haben nicht unbedingt die richtigen Tour-Guides, die wirklich alles zum Reiseziel wissen. Wir nehmen manchmal das falsche Verkehrsmittel und machen unnötige Umwege. Vielleicht lernen wir damit aber über unsere Umgebung mehr als andere. Nur können wir das nicht sofort erkennen.

Wir haben jedenfalls auf diesem Trip jede Menge unbeteiligte Mitreisende, die genauso ahnungslos sind wie wir. Mitreisende wie unsere Partner und Familien können nerven, wenn wir selbst unzufrieden und unsicher sind. Sie können aber auch hilfreich sein, wenn frau sich auf dem Weg verläuft oder in die falsche Richtung abbiegen will. Es ist ganz gut, wenn wir dann jemanden haben, der uns daran erinnert, dass nicht nur wir gerade unterwegs sind. So unverblümt – und damit verletzend – das auch sein mag.

Unsere Mitreisenden sind ja auf ihrer eigenen Tour, nur eben zufällig in derselben Reisegruppe. Egal ob Partner, Partnerin, Kinder, Verwandte oder Freundinnen und Freunde, die Menschen auf der Arbeit oder die, denen wir im Alltag begegnen – sie alle versuchen, ihren eigenen Weg möglichst unfallfrei zu überstehen. Sie haben uns und unser Reisegepäck dabei genauso wenig ständig im Blick wie wir ihres.

Ab und an ein wenig zurückzutreten und sich unser Verhalten von außen anzuschauen, kann lebensverändernd sein. Mach das, bevor du das Handeln deiner Mitreisenden zerpflückst. Vor allem, wenn dir wirklich etwas an den Menschen um dich herum liegt, ist das keine Herausforderung, sondern eine Aufgabe, die du gerne machst. Humor hilft dabei ungemein. Daher hier zum Abschluss ein paar Sätze, mit denen du Beziehungen und Hormone in Balance hältst:

- *Müde und genervt ist mein neues Cool. Das trägt bald jeder.*
- *Es gibt bei mir drei Eskalationsstufen: Schweigen. Schauen. Schäumen. Wir sind gerade noch in der Schweigephase.*
- *Es ist unnötig, dass ich sagen soll, was mit mir los ist, wenn du genauso gut raten kannst und garantiert falschliegst.*
- *Die Doppelbettdecke war eine gute Idee, als wir frisch verliebt waren. Jetzt gleicht sie einer Folterkammer während meiner Hitzewallungen.*
- *Du atmest. Könntest du das bitte woanders tun?*
- *Nein, die Heizung ist nicht kaputt. Ich habe sie abgedreht, weil es hier warm genug ist.*
- *Ich weiß, dass der Blick auf unser Bankkonto gerade beängstigend ist. Dafür bin ich ausgeglichener und besser gekleidet.*

- *Natürlich gehe ich in meinem Alter noch Risiken ein. Ich habe gestern eine Bluse gewaschen, die eigentlich in die Reinigung müsste.*
- *Was ich mache, um Spaß zu haben? Ich fange Projekte an, die ich nicht zu Ende bringe, gehe stundenlang online shoppen, ohne etwas zu kaufen, und sammle Rezepte, die ich niemals kochen werde.*

Wenn ich zum Ende dieses Buches davon spreche, dass wir gehen lassen sollen, sind nicht Körperhygiene oder Kleidungsstile gemeint. Wir sollen *Negatives* gehen lassen, nicht uns. Wechseljahre sind nichts für Pussys, das wissen menopausierende Frauen sehr genau. Männer bewältigen Hormonschwankungen vielleicht mit weißen Sneakern oder gelegentlich mit mehr PS. Nicht wenige Herren mutieren im hohen Alter noch zu Porsche-Fahrern, so unsinnig dieses Auto im Stadtverkehr auch sein mag.

Frauen sind da emotionaler, so zumindest meine Beobachtung. Von einer veritablen Eskalation bis hin zu einem vollständigen Rückzug aus Beruf oder Freundeskreis ist alles dabei. Von einer chirurgischen Rundumerneuerung bis zu grauen Haaren, die mit absolutem Selbstbewusstsein getragen werden, ebenfalls.

Nicht nur durch dieses Buch habe ich mich sehr genau mit meinem Körper und seinen hormonellen Unzulänglichkeiten auseinandergesetzt. Gesprochen habe ich vor der Recherche allerdings nur mit einer Person über intimste körperliche Engpässe: meiner Freundin Ilona. Immerhin, denn die meisten von uns erleben ihre Wechseljahre oft mit einer gewissen Sprachlosigkeit. Das ändert sich gerade und das freut mich sehr.

Ich bin als Anfang-50-Jährige mittendrin und gleichzeitig am Anfang von vielen Veränderungen. Vieles erscheint verlockend, gerade durch die moderne Medizin. Hormone zu ersetzen und damit das Altern abzumildern, klingt nach einer guten Option –

wären da nicht Tausend Nebenwirkungen, die ich immer wieder überdenke und dann doch die Finger davonlasse.

Bislang habe ich die HRT- oder MHT-Karte noch nicht vollständig gezogen. Vitamine und vor allem Magnesium nehme ich schon, um meinen Körper zu stärken. Dazu reicht mir eine kleine Progesterongabe, damit ich mich wie ich fühlen kann. Was aber nicht heißt, dass in Zukunft nicht doch vielleicht mehr Unterstützung angesagt ist.

Trau dir zu, dass du die schwierigen Phasen schaffst. Nimm dir Zeit, aber die nicht zu schwer. Und vergiss dabei nicht, Binden einzupacken. Sicher ist sicher.

HELP

Es gibt eine Reihe von klasse Portalen und Podcasts, die sich ausschließlich mit der Menopause beschäftigen. Total hilfreich, vor allem vor einem Besuch bei deiner Gyn. Ein paar liste ich hier auf – ohne Anspruch auf Vollständigkeit. Mit keinem dieser Anbieter habe ich bislang zusammengearbeitet. Das schreibe ich, damit du nicht denkst, ich mache hier Werbung oder verdiene an der Empfehlung mit.

Deutsche Menopausen Gesellschaft: Fact Sheets, Vorträge, Infos für Frauen und Fachleute.

www.menopause-gesellschaft.de

The International Menopause Society: das internationale Gegenstück. Sitzt in Großbritannien und stellt übersichtlich den aktuellen Forschungsstand sowie allgemeine Informationen zur Verfügung.

www.menopauseinfo.org

Frauenärzte im Netz: eine Seite vom Berufsverband der Frauenärzte. Sie liefert zahlreiche detaillierte Infos rund um unsere Gesundheit.

www.frauenaerzte-im-netz.de

»Hormongesteuert – der Wechseljahre-Podcast«: Ganz unterschiedliche Aspekte der Menopause werden in jeder Folge ausführlich besprochen. Expertin ist die Präsidentin der Deutschen Menopause Gesellschaft Dr. Katrin Schaudig. Via ARD-Audiothek.

https://www.mdr.de/nachrichten/podcast/wechseljahre/index.html

Nobody told me: von einer Frau gegründet, die sich im gesamten Gesundheitssystem mit ihren Beschwerden nicht wahrgenommen fühlte. Macht mit bei der Bewegung!

www.nobodytoldme.com

DANKE

An alle, die für dieses Buch unfassbar wichtig sind:

An meine Familie, die mit mir zusammen die Wechseljahre durchlebt. Hab euch lieb, kann es nur gerade nicht so zeigen. Es geht besser, wenn die Zimmer aufgeräumt sind.

An Verena Schörner von Komplett Media, die mit ihrer Yogaenergie und Engelsgeduld das Unmögliche noch möglich gemacht hat.

An Silke Panten, die als Lektorin so viel Wichtiges und Richtiges eingebracht hat. »Hier noch einfügen …« kann ich an dieser Stelle nur: Das war klasse!

An Dr. Susanne Feidicker, die mir mehr als einmal ihr gynäkologisches Ohr geliehen hat. Auch im Schnee in Japan.

An alle Frauen, die ich in den unmöglichsten Situationen auf ihre Wechseljahre angesprochen habe. Im Büro, beim Stadtfest, in der Stallgasse – ihr habt dieses Buch geschrieben.

Und nicht zuletzt speziell an drei, für die ich bis ans Lebensende Hitzewallungen ertragen würde: Dagmar, Emilia und Ilona. Unendlich dankbar, dass es euch gibt.

QUELLEN

1 Bundesministerium für Bildung und Forschung (2024) https://www.datenportal.bmbf.de/portal/de/K0/grafik-0.14.html

2 R. Wetscher, W. Toebelmann (2022), Fruchtbarkeitstests, Magazin Eltern, 05.08.2022

3 Stand 04/2025

4 https://nobodytoldme.com/so-werden-die-wechseljahre-abgerechnet-eine-frauenaerztin-klaert-auf/
https://wexxeljahre.de/2023/03/19/oh-meno-die-wechseljahre-im-bundestag/

5 UN, World Population Prospects (2024) – processed by Our World in Data. *Population, females, ages 50-54 / 55-59 – UN WPP*. Female population by age group, United Nations, New York, USA

6 PodcastOne (2023), »LadyGang«, 28.11.2023

7 MDR Aktuell (2024), Podcast »Hormongesteuert«, 27.05.2024

8 Bundesministerium für Familie, Senioren, Frauen und Jugend (BMFSFJ) (2020), *Ungewollte Kinderlosigkeit*, S. 53 ff.

9 K. Schaudig, MDR Aktuell (2024), Podcast »Hormongesteuert«, 27.05.2024

10 Deutsche Menopause Gesellschaft (2024), *Rund um die Menopause – Vorzeitige Wechseljahre*, www.menopause-gesellschaft.de

11 Ärztezeitung (2021), »Mehr Zwillinge geboren als je zuvor«, Springer Medizin, 16.03.2021

12 Dt. Ärztinnenbund (1999), »Schlagen Frauenherzen anders?« Fact Sheet Schilddrüse und Herzerkrankungen, 26. Wissenschaftlicher Kongress, https://www.aerztinnenbund.de/Schilddruese_und_Herzerkrankungen.303.0.2.html

13 T. Klotz (1998), *Der frühe Tod des starken Geschlechts*, S. 82 ff., Cuvillier Verlag Göttingen

14 ebd., S. 63 ff.

15 C. Eisenegger (2014), »Testosteron – das verkannte Hormon«, www.spektrum.de

16 F. Tuygar-Okutucu, u. a. (2023), *Association of menopausal symptoms and menopausal quality of life with premenstrual syndroms*, Kamuzu University of Health Sciences

17 S. de Liz (2020), *Woman on Fire*, S. 44 ff., Rowohlt Polaris, Hamburg

18 Verbraucherzentrale NRW e. V. (2024), *Lutein – Augenschutz oder Augenwischerei*, Klartext Nahrungsergänzung, Düsseldorf

19 P. Stute (2024), *Brain Fog in den Wechseljahren*, Deutsche Menopause Gesellschaft e. V., Vortrag 10.09.2024

20 T. Oppermann, V. Ziller (2022), *Chronischer Reizhusten bei Frauen: Zusammenhang mit postmenopausalen Beschwerden beim klimakterischen Syndrom?* Universität Marburg, Studie

21 G. Geerling (2022), *Wechseljahre betreffen auch die Augen*, Berufsverband der Augenärzte Deutschlands BVA e. V., Düsseldorf

22 Europäische Behörde für Lebensmittelsicherheit (EFSA) (2006), *Tolerable upper intake levels for vitamins and minerals*, Scientific Committee in Food, S. 163

23 A. Rohde (2018), *Hormone und Psyche – prämenstruelles Syndrom, Wechseljahre und Co.*, Fortbildungskongress Berufsverband der Frauenärzte e. V., 02.03.2018

24 Mayo Clinic (2023), *The reality of menopause weight gain*, Healthy lifestyle, Women's Health, Rochester USA

25 Deutsche Gesellschaft für Ernährung e. V. (2019), *D-A-CH-Referenzwerte für die Nährstoffzufuhr*, 5. aktualisierte Ausgabe

26 Mayo Clinic (2023), *Belly fat in women*, Healthy lifestyle, Women's Health, Rochester USA

27 S. Nattrass, S. Ellis, u. a. (2019), *Postreproductive killer whale grandmothers improve the survival of their grandoffspring*, University of California Santa Cruz, veröffentlicht in PNAS 09.12.2019

28 MDR Aktuell (2024), Podcast »Hormongesteuert«, 22.07.2024

29 Manchester United (2024), *Back in the game*, Manchester United Communication Department, 26.11.2024

30 C. Albring (2018), *Klimakterische Beschwerden*, Online-Artikel Frauenärzte im Netz, Berufsverband der Frauenärzte e. V.

31 E. D. Szmuilowicz, J. Manson (2011), *Menopausal vasomotor symptoms and cardiovascular disease*, Northwestern Memorial Hospital, Chicago, USA

32 S. de Liz (2020), *Woman on Fire*, S. 62 ff., Rowohlt Polaris, Hamburg

33 K. Parsa, A. Hakimi (2023), *Understanding the Impact of Aging on Attractiveness Using a Machine Learning Model of Facial Age Progression*, Liebertpub Inc., Larchmont, N. Y., USA

34 S. Kolberg, S. Kahl (2022), *Haarausfall bei Frauen – Welche Behandlung hilft?* NDR Ratgeber Gesundheit, 18.02.2022

35 K. Bühling (2024), *Haut und Haare – Haare in den Wechseljahren*, Deutsche Menopause Gesellschaft e. V., www.menopause-gesellschaft.de

36 Int. Osteoporosis Foundation (2025), *What is osteoporosis?* Nyon CH

37 J. A. Cauley, D. A. Nelson (2013), *Race, Ethnicity and Osteoporosis*, Osteoporosis 4. Ausgabe, S. 605 ff., Academic Press, Elsevier Inc. Amsterdam NL

38 H. Kuhl, H.-D. Taubert (1987), *Das Klimakterium*, S. 291 ff., Georg Thieme Verlag, Stuttgart

39 K. Schaudig, MDR Aktuell (2025), Podcast »Hormongesteuert«, 03.03.2025

40 Deutsche Gesellschaft für Ernährung e. V. (2024), *Calcium*, Gesunde Ernährung FAQ, Bonn

41 Bundesamt für Strahlenschutz (2024), *Bildung des körpereigenen Vitamin D*, Optische Strahlung, Salzgitter

42 D. Kappeler (2017), *Bioverfügbarkeit von Magnesiumcitrat im Vergleich zu Magnesiumoxid*, Symposium, Gesellschaft für Magnesium Forschung e. V., Gauting

43 J. E. Manson, A. M. Kaunitz (2016), *Menopause Management – Getting Clinical Care Back on Track*, The New England Journal of Medicine, Waltham, Massachusetts, USA

44 V. Beral, R. Peto, K. Pirie, G. Reeves (2019), *Type and timing of menopausal hormone therapy and breast cancer risk*, University of Oxford, The Lancet, Volume 394, Issue 10204

45 N. Pourhadi, et al. (2023), *Menopausal hormone therapy and dementia: nationwide, nested case-control study*, Danish Dementia Research Center, University Hospital, Copenhagen, Dänemark

46 Hao, W., et al. (2023), *Age at menopause and all-cause and cause-specific dementia: a prospective analysis of the UK Biobank cohort*, School of Health, Shandong University, Jinan, China

47 Bundesamt für Arzneimittel und Medizinprodukte (2020), *Hochdosierte, estradiolhaltige Cremes: Neue Überprüfung der Risiken, Pharmakovigilanz, Risikoinformationen*

48 K. von der Linden (2017), *Mein süßes Leben ohne Zucker*, S. 27 ff., Komplett Media Verlag, München

49 G. Jahreis (2010), *Ernährungsforschung – Was uns gesund hält*, Bundesministerium für Bildung und Forschung, Berlin

50 F. Jessen, E. Düzel (2021), *Alzheimer Studie – Mediterrane Ernährung*, Deutsches Zentrum für Neurodegenerative Erkrankungen e. V., Bonn

51 K. von der Linden (2017), *Mein süßes Leben ohne Zucker*, Komplett Media Verlag, München

52 V. Kuptniratsaikul et al. (2014), *Efficacy and safety of Curcuma domestica extracts compared with ibuprofen in patients with knee osteoarthritis: a multicenter study*, Mahidol University, Bangkok, Thailand

53 B. D. Gehm, et al. (1997), *Resveratrol, a polyphenolic compound found in grapes and wine, is an agonist for the estrogen receptor*, Northwestern University, Evanston, IL, USA

54 K. Buck et al. (2011), *Serum enterolactone and prognosis of postmenopausal breast cancer*, Deutsches Krebsforschungszentrum, Heidelberg

55 F. Rahimikian, et al. (2017), *Effect of Foeniculum vulgare Mill. (fennel) on menopausal symptoms in postmenopausal women: a randomized, triple-blind, placebo-controlled trial*, Tehran University of Medical Science, Iran

56 J. Garrison (2022), *Decoding Reproductive Aging*, Buck Institute for Research of Aging, University of Southern California, L. A., USA

57 WHO, World Health Organization (2024), *The importance of understanding menopause*, Fact Sheet Menopause, Genf, Schweiz

58 K. Sundgaard Lund, et al. (2018), *Efficacy of a standardised acupuncture approach for women with bothersome menopausal symptoms: a pragmatic randomised study in primary care*, University of Copenhagen, University of Southern Denmark

59 Bundesinstitut für Risikobewertung (BfR) (2024), *Ashwagandha: Schlafbeeren Präparate mit möglichen Nebenwirkungen*, Mitteilung 39, 10.09.2024

60 Quarks Science Cops (2024), *Der Fall Bemer – magische Magnetfeldmatten*, Folge 89, WDR Köln

61 C. Ro (2025), *Collagen supplements: The secret of perfect skin, or marketing hype?*, BBC, London, Großbritannien

62 Frances E. Weber (2024), *Eine Frage der Phase – Warum Frauen anders Sport treiben sollten als Männer*, S. 52 ff., Komplett Media Verlag, München

63 Kinsey Institute (2010), *FAQs & sex information, Orgasm*, Indiana University, Bloomington, Indiana, USA

64 H. Liu, et al. (2016), *Is Sex Good for Your Health? A National Study*, Michigan State University, East Lansing, Michigan, USA

65 ebd. (2024)

66 Satishkumar, K. et al. (2011), *Prenatal testosterone-induced fetal growth restriction is associated with down-regulation of rat placental amino acid transport*, University of Texas, Galveston, USA

67 Die Hormonspezialisten (kommerzieller Anbieter, 2025), *Testosteron bei Frauen*, Besins Healthcare, Berlin

68 Verbraucherzentrale Bundesverband (2024), *Testosteron Booster Tribulus – Was kann das Erdsternchen wirklich*, Berlin

69 A. Rumler, T. Strohsal (2024), *Studie Meno Support – Die Wirtschaft leidet unter den Wechseljahren*, Pressemitteilung 46/2024, Hochschule für Wirtschaft und Recht, Berlin

70 Liedtke, S. (2022), *Wechseljahre können die Beziehung belasten*, www.nobodytoldme.de, Hamburg